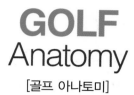

GOLF
Anatomy

[골프 아나토미]

푸른솔

GOLF ANATOMY Second Edition
[골프 아나토미] 개정판

2010년 10월 15일 초판 발행
2021년 10월 1일 개정판 1쇄 발행
2023년 5월 11일 개정판 2쇄 발행

저자 / 크레이그 데이비스·빈스 디사이아
역자 / 박영민·오재근·이종하·한유창

발행자 / 박흥주
발행처 / 도서출판 푸른솔
편집부 / 715-2493
영업부 / 704-2571
팩스 / 3273-4649
디자인 / 여백커뮤니케이션
주소 / 서울시 마포구 삼개로 20 근신빌딩 별관 302호
등록번호 / 제 1-825

값 / 28,000원

ISBN 979-11-972082-6-3 (93510)

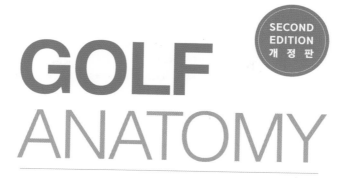

GOLF
ANATOMY

SECOND
EDITION
개정판

골프 아나토미 | 신체 기능학적으로 배우는 골프

크레이그 데이비스 · 빈스 디사이아 지음
박영민 · 오재근 · 이종하 · 한유창 옮김

푸른솔

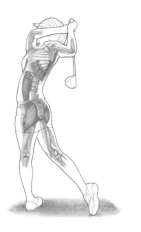

C O N T E N T S

추천의 글

내 경력에서 가장 중요한 순간의 하나는 내가 2000년대 초 캐나다 토론토에서 크레이그 데이비스 박사를 만났을 때였다. 당시 나는 4년 동안 골프를 지도해왔고 골프 스윙이라면 전부 다 안다고 생각했다. 이 우연한 만남에서 나는 수박 겉 핥기 정도조차 못하였다는 점을 금방 깨닫게 되었다(대부분의 골프 강사는 해부학, 생리학과 생체역학 분야의 교육을 충분히 받지 못한다고 해도 과언이 아니다. 아이러니한 것은 골프 스윙이 '바로' 해부학, 생리학과 생체역학이라는 점이다). 크레이그 박사가 골프에서 내게 유일의 가장 위대한 멘토가 된 그날로부터 나의 골프 세계는 계속 발전되고 있다.

이후 지금까지 15년 동안 크레이그 박사와 나는 주니어 및 미니투어 골프에서 그리고 10년 이상 PGA 투어에서 함께 일해 왔다. 우리는 이 기간에 세계 상위 10위권에 든 많은 선수를 지도한 바 있다. 이 시기에 크레이그 박사는 골프계에서 가장 성공적이고 신뢰받는 피트니스 트레이너이자 기술 코치, 카이로프랙터 중의 한 분이 되었다. '카이로프랙틱 박사'가 그의 공식 호칭이나, 선천적으로 호기심이 많고 명석해 동작을 기반으로 하는 모든 활동의 전문가가 될 수 있었다. 그는 영양, 훈련, 치료, 인간 학습, 운동 수행능력 분야에서 광범위한 지식 기반을 구축하고 있다.

빈스 디사이아와 크레이그 박사는 획기적인 책으로 평가받는 《골프 아나토미》 초판을 저술했다. 이 책은 골퍼, 골프 지도자와 골프 피트니스 코치에게 골프 스윙 중 신체 내에서 실제로 무슨 일이 일어나고 있는지를 탐색하게 해준 첫 책의 하나였다. 이번 《골프 아나토미》 개정판은 수십 가지의 새로운 운동을 소개하고 골프 스윙에서 신체가 어떻게 기능하는지에 대해 더 많은 통찰력을 제공하며 신체 동작 능력을 향상시키는 데 초점을 두어 또다시 기대치를 높이고 있다.

크레이그와 디사이아 박사는 만성적인 과사용 그리고 골프가 어려운 스포츠이고 본질적으로 인체에 많은 부담을 주기 때문에 일어나는 부상으로 인해 프로 경력이 위기에 처한 수많은 선수들에게 도움을 주고 있다. 이 훌륭한 책에서 골퍼는 세계 정상급 선수들이 PGA, LPGA, 유럽 투어에서 매주 얻는 정보를 고스란히 접할 수 있다. 이 책의 장들은 순차적으로 되어 있다. 첫 장부터 마지막 장까지 연마해야 하는 스킬들이 딱 들어맞게 차례로 엮여 있으므로 모두 찬찬히 살펴보길 바란다. 골퍼가 범하는 가장 큰 실수의 하나는 기본 운동을 서둘러 끝내는 것이다. 기본 운동을 완전히 익히지 못하면 골퍼는 골프 피트니스나 골프 스윙을 제대로 수행할 수 없을 것이다.

선수들이 자신의 골프 스윙을 향상시키기가 아주 어려운 주요 이유들 중 하나는 그들이 흔히 그들과 골프 지도자가 바라는 테크닉을 신체적으로 수행할 수 없기 때문이다. 이러한 경우가 《골프 아나토미》를 활용하면 가장 강력한 효과를 보게 되는 예일 수도 있다. 이 책의 장들에서 소개되는 운동을 천천히 차근차근 진행하다 보면 골퍼는 동작 역량을 점점 더 크게 발휘할 것이다. 이렇게 동작 역량이 향상되면 스윙에서 보다 나은 기하학과 물리학 원리를 이용할 수 있게 된다. 골퍼의 기하학과 물리학 지식이 더 향상될수록 골프 스윙은 더 효율화되며, 골퍼는 이전보다 더 신속하고도 안전하게 테크닉에 변화를 줄 수 있을 것이다.

《골프 아나토미》개정판에는 그간 확장된 저자들의 지식 기반이 반영되어 있다. 나는 운 좋게도 먼저 그들의 조언을 받아 내 훈련을 개선하는 혜택을 보았다. 나는 그들이 지도하는 선수들에서 더 안전하게 그리고 보다 효율적으로 동작 역량이 발휘되는 놀라운 변신을 목격했다. 게다가 선수들은 파워를 더 많이 만들어내고 따라서 볼 스피드를 증가시키면서 이러한 능력을 보였다. 지난 10년 동안 《골프 아나토미》에 제시된 개념을 활용한 선수 10여 명이 PGA 투어에서 최고의 '볼 스트라이커(장타 능력을 갖춘 정상급 선수)'로 자리매김했다.

당신이 골프 코치, 물리치료사, 카이로프랙터, 아니면 트레이너이든, 이 책은 당신의 지식을 증진시킬 수 있다. 이는 결국 당신을 보다 유능한 전문가로 만들 것이다. 당신이 청소년 골퍼, 대학생 골퍼, 프로, 아니면 심지어 핸디캡이 높은 아마추어이든, 이 책에 담긴 정보를 적절히 활용하면 틀림없이 당신의 경기력은 향상될 것이다.

당신이 볼을 더 멀리 그리고 보다 정확하게 치려하든 또는 부상 없이 경기를 치르려 하든, 이 책은 당신을 위한 것이다. 여러분들이 《골프 아나토미》에 제시된 운동들을 수행함으로써 자신의 진전을 즐기며 향상된 경기력을 만끽하길 바란다.

션 폴리(Sean Foley) _ PGA 투어 코치

서문

지난 10년 동안 골프 훈련 보조기구, 클럽 및 볼이 봇물 터지듯 출시됐다. 하지만 우리가 알게 된 한 가지 사실은 골퍼가 자신의 몸을 속일 수는 없다는 것이다. 골퍼가 자신이 원하는 온갖 훈련 보조기구, 골프 클럽과 골프공을 사용할 수는 있다. 그러나 몸이 골프 스윙이 요구하는 방식으로 움직일 수 없으면 클럽이 얼마나 새것인지 또는 얼마나 많은 스윙 훈련 보조기구를 사용하였는지는 중요하지 않다. 이러한 골퍼는 자신이 바라는 일관되고 강력한 스윙을 할 수 없다.

골프 스윙은 매우 복잡한 기술이어서 신체내 대부분의 관절들이 그 최대 가동범위를 큰 비율로 가동시켜 움직이고 이러한 관절을 움직이고 지지하는 근육들이 그 능력을 높은 비율로 가동시켜 작용해야 한다. 세계 최고의 골퍼들이 클럽을 가속해 임팩트 시 골프공을 때린 다음 즉시 클럽 헤드의 엄청난 속도를 감속해 종료 자세에 이르는 시점에서 속도를 다시 제로로 만드는 과정에서 보여주는 테크닉의 정확성과 파워를 고려해보면 골프 스윙은 어느 스포츠에서도 보기 힘든 움직임이다.

골프계에 마크 브로디(Mark Broadie) 교수의 등장은 스코어와 세계 랭킹의 개선을 불러와 많은 골프 해설가가 경기를 지배하는 측면이 무엇인지와 관련해 자신의 관점을 바꾸는 계기가 됐다. 골프에서는 "드라이버는 쇼이고 퍼팅은 돈이다(Drive for show and putt for dough)"라는 명언이 있다. 이 말은 TV 방송에서 두고두고 회자되었지만 이제는 옳은 말이 아닌 것으로 밝혀졌다. 브로디 교수의 분석 자료에 따르면 세계 최고의 선수들은 세계 랭킹에서 그들에 비해 떨어지는 동료들보다 골프공을 더 멀리 그리고 보다 정확하게 치는 것으로 입증됐다. 지난 수십 년 동안 퍼팅이 전반적인 스코어에 미친 영향이 지금의 경기에서보다 더 컸을지도 모를 가능성이 있다.

세계 랭킹 면에서 최고의 선수들도 그들보다 수백 단계 낮은 선수들과 질적으로 동일한 골프 클럽과 골프공을 사용한다. 이들 선수가 볼을 더 세게 그리고 보다 정확하게 치도록 하는 것이 장비일 수만은 없다. 세계 최고의 선수들을 지도하는 코치는 흔히 세계 랭킹에서 그들보다 한참 뒤지는 선수들의 코치이기도 하다. 그래서 가장 큰 차이를 가져오는 것이 코칭일 수만도 없다. 그러면 세계 정상급 선수들을 그들보다 덜 성공한 선수들과 구분 짓는 요인은 무엇일까?

세계 상위 66위 이내 64명의 선수들이 참가한 최근의 월드골프챔피언십(WGC) 매치플레이 경기를 간단히 살펴보면 어느 정도 통찰력을 얻을 수도 있다. 선수 64명 중 57명(89%)이 자세와 동작의 개선을 돕는 트레이너 또는 치료사를 대동했다. 체력관리 또는 도수치료 전문가를 대동하지 않은 나머지 7명 중 최소한 5명도 집에 머무는 동안 트레이너를 활용했다. 이는 세계 최고의 선수들이 출전하는 이 대회에서 선수 64명 중 62명이 자신의 몸이 더 잘 움직이고 기능하도록 돕는 전문가를 활용하였다는 의미이다. 우리가 같은 주에 열린 다른 한 대회에서 경기한 선수들을 평가하였더니 26%만이 자신의 몸이 움직이고 기능하는 역량을 돕는 전문가를 활용하고 있었다. 이는 현저한 차이이고 최고 수준의 스포츠에서 골퍼의 성공을 결정하는 데 가장 큰 영향을 미치는 요인일 수도 있다.

《골프 아나토미》 개정판의 목표는 신체가 어떻게 발달하는지 그리고 신체가 훈련에 적응하고 보다 효과적이면서 정확한 움직임을 일으킬 수 있도록 하는 것은 무엇인지와 관련해 다양한 과학 분야의 연구 결과를 종합하는 것이다. 우리는 골퍼가 원하는 식으로 제어할 수 있는 건강하고 통증 없는 관절을 발달시키는 방법에 대해 통찰력을 제공한다. 이러한 건강한 관절을 통합된 다분절 사슬의 정확한 움직임에 포함시키는 예도 제시한다. 또한 특정한 움직임 패턴을 훈련시키는 방법을 가르쳐주며, 이들 움직임 각각이 어떻게 골프 경기력의 개선에 직접 도움이 되는지를 이해하도록 도와준다. 움직임의 터득과 골프 경기력이라는 두 세계를 이렇게 명쾌하고 쉽게 연계시킨 책은 이전에 없었다. 일단 골퍼가 몸을 점진적으로, 안전하게, 또 효율적으로 적응시켜 몸의 움직임 역량을 향상시키는 방법을 이해하게 되면, 학습 및 훈련 경험이 성취감을 주게 되고, 자신의 몸에 기울이는 시간이 보다 효과적이고 훨씬 더 재미있을 것이기 때문에 동기가 더 생기게 된다.

우리는 여러 가지 이유로 《골프 아나토미》를 개정하고 재구성했다. 첫째, 모든 골퍼는 자신의 몸이 어떻게 움직이고 골프 스윙에서 무엇을 생성할 수 있는지를 이해해야 한다. 이러한 이유로 제1장은 골퍼가 효과적인 골프 스윙의 핵심

요소에 대한 지식을 증진시키도록 고안됐다. 골프 스윙의 진정한 아름다움과 복잡성은 결코 하나의 장으로 다룰 수 없다. 그러나 제1장에 언급된 주요 논점을 이해하면 골프 스윙에서 힘이 어떻게 생성되는지와 균형 잡힌 근육을 갖고 있으면서 특히 골프에 적합한 근육을 가진 몸을 갖는 것이 왜 그렇게 중요한 것인지를 알게 된다.

둘째, 우리는 골프 스윙에서 그리고 이 책에 소개된 다양한 운동 내에서 수행되는 움직임을 명쾌하고 상세한 그림으로 제시하고자 했다. 몸의 동작 능력은 보다 나은 골프 스윙의 핵심이므로, 신체가 어떻게 움직이는지에 대한 이해는 신체 움직임의 개선에 중요하다. 결국은 더 많이 알수록 더 잘 대비할 수 있다.

운동 및 골프 스윙 섹션에 모두 실린 상세한 해부 그림은 코스 안팎에서 설명된 각각의 움직임을 수행하는 동안 체내에서 실제로 무슨 일이 일어나고 있는지를 정확히 보여준다. 이러한 해부 그림은 각각의 운동과 움직임에서 작용하는 주동근육, 이차근육과 결합조직을 색상으로 구분해서 나타낸다.

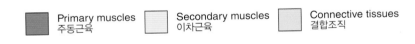

이렇게 신체를 내밀하게 들여다봄으로써 각각의 운동에서 어느 관절 복합체와 근육이 작용하는지는 물론 그러한 근육이 어떻게 골프 스윙 자체에서 직접 활용되는지를 이해할 수 있다. 이와 같이 그림을 통한 명쾌한 연계는《골프 아나토미》만의 독특한 특징이며, 이는 신체와 골프 스윙에 대해 배우고 이 둘

이 어떻게 서로 밀접히 영향을 미치는지를 아는 가장 쉬운 방법이다.

셋째, 이 책은 관절 복합체와 근육에서 가동성, 안정성, 균형, 회전 저항, 근력 및 파워의 개선에 도움이 되는 많은 운동을 소개하기 위해 저술되었는데, 이러한 기량들은 골프 스윙의 정확성, 비거리 및 일관성에 직접적으로 영향을 미친다. 이들 운동은 단계적으로 설명되어 있어 쉽게 따라 할 수 있다.

이와 같은 설명과 상세한 해부 그림을 참조하면 골퍼가 목적을 가지면서 훈련하고 그러한 훈련이 어떻게 스윙으로 직접 이행되는지를 이해하는 데 도움이 된다. 몸 자체가 골퍼가 골프 코스에서 사용할 수 있는 가장 강력하고 효과적인 장비이다. 이러한 도구에 대해 더 많이 알고 이해할수록 골퍼는 그 도구를 더 효과적으로 사용하고 향상시킬 수 있다.

넷째, 이 책은 건강하고 기능적인 관절을 발달시키기 위한 정보를 제공한다. 신체가 요구되는 정확성과 파워를 갖춘 채 안전하게 움직임 패턴을 일으키기 위해서는 관절이 필요한 가동범위로 움직이고 신체가 관절을 제어하는 신경계 조절 능력을 보유해야 한다. 골프 스윙은 전체 스포츠에서 가장 역동적이고 폭발적이며 복합적인 움직임의 하나이다. 골퍼의 신체는 스포츠계에서 관찰되는 가장 강력한 힘의 일부를 생성하고 흡수한다. 이는 전체 골퍼 중 최고 80%가 자신의 골프 경력에서 '최소한' 한 번은 심한 부상을 경험한다는 사실에서 분명해진다. 미국에서만 3,500만 명 이상이 골프를 치므로, 이는 심한 부상은 2,800만 명을 상회하고 경미한 부상은 훨씬 더 많다는 얘기이다.

이렇게 부상 발생률이 높은 이유의 하나는 드라이버 샷을 칠 때 생성되는 힘이 유발하는 척추에 대한 압박력이 골퍼 체중의 8~10배 이상이라는 점이다.

이와 관련해 러닝(신체에 스트레스를 초래하는 고충격 활동으로 여겨진다)이 유발하는 척추에 대한 압박력은 러너 체중의 3∼4배에 불과하다. 척추는 매번 의 골프 스윙에서 반복되는 빠른 속도의 힘을 견뎌내기 위해 근력과 가동성을 모두 필요로 하는 많은 신체 부위의 하나일 뿐이다. 스윙할 때마다 이 모든 스 트레스를 흡수해야 하는 것은 골퍼가 몸을 가능한 한 건강하고 강하며 활동적 인 상태로 유지해야 하는 이유로 충분하다. 그러한 힘을 견뎌낼 능력이 없으면 위험한 보상, 나쁜 스윙과 부상이 초래된다. 체력은 부상을 방지하고 골프 코 스에서 최적의 경기력을 촉진하는 데 도움이 된다.

골프 스윙에서 생성되는 힘을 견뎌내도록 신체를 훈련시키려 할 때 우리는 골프 경기력의 어떤 측면을 향상시켜야 하는지를 고려해야 한다. 예를 들어 골 프 클럽을 스윙할 때에는 즉각적인 무산소 에너지를 필요로 한다. 그러나 4시 간 또는 5시간 지속되는 라운드를 걷는 것은 유산소 에너지 생성 시스템에 의 존한다. 이들 시스템은 완전히 다른 방식으로 훈련된다.

더욱이 우리는 연습 과정에서 신체에 가해지는 부하를 살펴보아야 한다. 이 러한 부하는 실제 골프 라운드에서의 부하와 대등하지 않다. 연습 과정에서 골 퍼는 1시간 이내에 100번 이상의 골프 스윙을 할 수도 있다. 골프 스윙은 폭발 적인 특성으로 인해 대단히 높은 수준의 근육 활성화를 요하며, 이는 상당한 양의 에너지를 필요로 한다. 에너지 공급물량이 고갈된 상태에서 골프 스윙을 반복하면 경기력이 떨어지고 부상 가능성이 증가할 것이다. 훈련 프로그램을 구성할 때 우리는 골프 라운드에서의 실제 경기력뿐만 아니라 연습 과정의 부 하도 고려해야 한다.

골프 경기력을 개선하고 부상 위험을 감소시키기 위해 체력을 향상시키는 것은 중요한 목표이지만, 우리가 그저 골퍼에게 수십 가지 운동을 제시하고 무작위로 훈련하게 하는 것으로는 충분하지 않다. 이러한 이유로 《골프 아나토미》는 골프 스윙과 관련된 해부학 및 이를 가장 효과적으로 이용할 수 있는 방법을 이해하도록 도와준다. 골퍼는 그저 큰 근육을 만들기 위해서가 아니라 하나의 스포츠를 위한 체력을 향상시키기 위해 훈련하므로, 이 책의 장들을 '기능상' 논리적인 순서로 배열하는 것이 타당하다. 이 독특한 훈련 접근법은 특히 골퍼를 염두에 두고 고안되었으며 이 책 외에서는 찾아볼 수 없다.

골프에서는 스윙의 역동성 때문에 신체의 많은 부위가 안정되면서 다른 부위는 빠른 속도로 움직여야 한다. 골프는 속도, 근력과 파워를 필요로 하는 것이 분명하나, 이들 중 어느 것도 먼저 가동성, 균형과 안정성이 충분하지 않으면 효과적으로 성취될 수 없다. 전자의 3가지 기량은 후자의 3가지 기량을 기반으로 길러진다. 이러한 이유로 이 책의 앞쪽 장들은 골퍼 신체의 가동성, 안정성과 균형에 초점을 두며, 근력과 파워는 뒤쪽 장들에서 다룬다. 각각의 부분에 완전히 숙달한 후 다음 부분으로 넘어갈 필요는 없으나, 가동성과 안정성이 크게 부족한 상태에서 오직 파워만을 위해 훈련해서는 안 된다. 이렇게 운동과 장을 진행하면 따라 하기 쉬우며, 체력과 골프 경기력 모두에서 성과를 얻기가 쉽다.

골프에 적합한 몸을 만들면 부상 위험이 감소하는 것은 분명하나, 결코 부상에서 자유로운 골프 경력을 보장해줄 수는 없다. 골프 스윙은 아주 폭발적이므로 부상은 일어나기 마련이다. 그러나 신체 각 부위의 적절한 움직임에 초점을 두는 골프 체력 훈련 프로그램을 만들면 신체의 한 부위에 과부하가 가해지지 않을 가능성이 크다. 많은 골프 부상은 흔히 가동성의 부족이나 움직임을 적절히 제어하는 능력의 부재로 인한 나쁜 스윙 역학에 기인한다. 《골프 아나토미》에 나오는 운동의 순서와 제8장에 실려 있는 운동 진행 표에 기초해 골프 체력 훈련 프로그램을 구성하면 코스에서 보내는 시간을 최대화하고 부상의 재활에 소비하는 시간을 최소화하는 데 도움이 될 것이다.

이 때문에 우리는 골퍼가 골프 스윙과 골프 체력 훈련 프로그램에 모두 대비해 몸을 완벽히 준비하도록 워밍업에 관한 장을 포함시켰다. 선수들은 흔히 자신의 프로그램에서 이 부분을 무시해 부상 위험의 증가 또는 나쁜 움직임 패턴의 발생을 자초한다. 우리가 이 서문을 쓰기 일주일 전에 PGA 투어의 한 선수가 동료와의 연습 라운드에 늦게 도착하였기 때문에 워밍업을 건너뛰었다. 그는 허리 부상을 입어 다음 토너먼트에 결장해야 했다. 골프 스윙을 위해 몸을 준비하는 것이 얼마나 중요한지는 아무리 강조해도 지나치지 않다.

이 모든 유용한 정보가 담겨 있는 《골프 아나토미》는 몇몇 서로 다른 독자층에 적합하다. 무엇보다도 이 책은 부상을 방지하고 체력을 향상시키며 볼을 더 멀리 보다 정확하고도 일관되게 치고자 하는 골퍼를 위한 책이다. 《골프 아나토미》는 스윙의 배경이 되는 해부학과 그러한 해부 구조물을 효과적으로 훈련시키는 방법에 대한 이해를 돕는다.

이 책의 정보가 크게 유익할 것으로 기대되는 두 번째 그룹은 골프 전문 강사(Golf teaching pro)이다. 이 책을 통해 그들은 스윙에서 소개되는 신체 역학에 대한 이해가 한층 더 증진될 것이다. 강사는 종종 수강생들의 신체에서 비효율성 또는 한계를 인식하지 못하거나 식별할 수 없다. 이는 그들이 신체가 아니라 골프 스윙의 전문가이므로 그들의 잘못이 아니다. 그러나 개별 골퍼의 신체 해부 구조물과 이들 신체 부위 각각이 일으킬 수 있는 움직임의 유형을 더 잘 파악하고 있으면 전문 강사가 보다 효과적인 강습을 하고 골퍼의 부상을 방지하는 방법을 더 잘 이해하는 데 그리고 기능장애가 있는 부위를 회복시키기 위해 유익한 조언을 해주는 데 도움이 될 수 있다.

골프 전문 강사는 골퍼가 이례적으로 잘 움직이는 특정 부위(우리는 탁월한 움직임을 보이는 이러한 부위의 능력을 육체적 재능이라고 한다)를 식별하게 되어 지도를 통해 이러한 육체적 재능을 활용하도록 할 수 있다. 이는 골퍼가 신체 잠재력을 극대화하는 방식으로 움직이도록 도울 것이다.

자기 몸에 적합한 방식으로 움직이는 것은 바로 헌터 마한이 주니어, 대학교 및 프로 경력을 거치면서 그리고 골프 코치이자 우리의 좋은 친구인 션 폴리의 지도를 받으면서 하였던 일이다. 이와 같은 육체적 재능을 포착하고 활용함으로써 최고의 볼 스트라이커(ball striker)들은 자신만의 독특한 '지문'을 드러낼 수 있다. 최고의 볼 스트라이커들(로리 맥길로이, 케빈 채플, 저스틴 토마스, 게리 우드랜드, 그레이엄 딜렛, 더스틴 존슨, 히데키 마츠야마, 벤 호건, 혹은 [모 또는 그레그] 노먼을 가리키든)은 모두 독보적인 스윙을 갖췄다. 이러한 독특함이 그 선수의 '지문'이다. 선수가 자신의 재능을 활용하지 않는 방식으로 움직이고 골프 스윙을 하나의 스윙 법에 맞추려고 하면 그 선수는 흔히 볼을 치는 기량을 잃게 된다.

이 책을 이용해 지식을 넓힐 수 있는 세 번째 그룹은 피트니스 트레이너(체력관리 전문가)이다. 이들은 체력 훈련 프로그램의 구성에는 노련하지만 올바른 훈련 프로그램을 적용할 정도로 골프 스윙의 역학을 충분히 이해하지 못할 수도 있다. 《골프 아나토미》는 골프 스윙을 심도 있게 설명하고 훈련 프로그램을 어떻게 구성하면 효율적이고 강력한 스윙에 요구되는 움직임과 기타 중요한 측면을 효과적으로 공략할 수 있는지를 밝혀준다.

감사의 글

이 책의 출간은 대단히 훌륭한 분들이 내 삶의 울타리가 되어주었기에 가능했습니다. 이러한 소중한 분들(내가 울타리 안의 내 부족이라고 여기는 분들)은 그간 나를 지지하였으며 내게 동기를 부여하고 활력을 불어넣었습니다. 그들은 내 삶의 나날을 각별하게 해주었고 사랑, 배움과 멘토링이 넘쳐나는 환경을 조성해주었습니다. 우리는 우리의 울타리가 되는 환경에 따라 달라집니다. 당신들이 이 짧은 감사의 글에 거명되지 않더라도 당신이라는 존재가 고맙습니다.

아내 안드레아는 누구보다도 더 내게 도전 의식을 북돋우고 격려합니다. 당신의 내조가 없었다면 나의 삶, 가족 및 경력이 지금만큼 빛을 발하기가 불가능하였을 것입니다. 나는 두 딸 브루클린과 샬롯으로부터 내가 그들에게 가르치고 싶었던 것 이상의 가르침을 받고 있습니다. 나의 어머니와 누이들은 내가 새로운 일을 추진할 때면 늘 나를 믿고 격려했습니다.

나의 전문가 경력에서 가장 위대한 멘토인 션 폴리와 나의 훌륭한 친구 댄 맥비카, 두 분이 없었다면 내 삶은 미완성이었을 것입니다. 지난 10년에 걸쳐 투어에서 내 곁을 지키며 도움을 주었음에도 흔히 자신들의 기여를 제대로 인정받지 못하는 동료들이 있어 이 자리를 빌려 감사드립니다: 아라 수피아, 마크 월, 마너스

마라이스, 트로이 밴 비젠, 크리스 노스, 조이 디오비 살비, 랜디 마이어스, 제프 바나잭과 마크 블랙번. 선수 관리의 표준을 끌어올리고 있는 대단한 전문가들이 이제 우리와 함께 일하고 있습니다. 이러한 차세대 전문가들과의 협조는 잘 이루어지고 있습니다.

뛰어난 선수들과 그 많은 시간을 보낸 것은 일종의 특권이었고 그들은 나를 믿고 자신의 놀라운 경기력을 개발하고 유지하도록 도와주어 여기서 고마움을 표합니다: 헌터 마한, 케빈 채플, 그레이엄 딜렛, 닉 테일러, 체즈 리비, 게리 우드랜드, 안병훈, 헨릭 스텐손, 크리스 바릴라, 존 밀스, 앤드루 파, 스티븐 에임스, 김시우, 션 오헤어, 리디아 고, 저스틴 로즈와 양용은. 이들 각자는 뛰어난 운동선수이고 게다가 인간성도 훌륭한 사람입니다.

– 크레이그 데이비스

아내 마르시에게 변함없이 나를 지지해주어 감사하며, 당신이 내 곁에 없었다면 나는 아무 목표의 성취도 불가능하였을 것입니다.

카슨, 콜과 크로스비에게 그저 태어나준 것에 고마움을 표합니다. 너희들이 내게 격려해준 만큼 내가 너희들을 격려할 수 있으면 하는 것이 바람입니다.

그간 내게 도움을 준 많은 멘토에게 감사드리며, 이러한 도움이 있었기에 지금 나라는 존재와 전문인으로서의 내가 있습니다.

– 빈스 디사이아

1 운동 중의 골퍼
THE GOLFER IN MOTION

골프는 핸디캡을 적용해 수준의 차이가 나는 선수들끼리도 함께 경기를 할 수 있기 때문에 독특한 운동이다. 또한 선수들은 핸디캡이 향상되는 것을 보면서 자신과 경쟁하기도 한다. 실제 골프 능력에 상관없이 모든 선수가 의미 있는 경기를 할 수 있다는 것은 기타 어느 스포츠에도 없는 환상적인 기회이다.

그러나 우리는 한결같이 핸디캡이 보다 낮은, 가급적 핸디캡이 지속적으로 줄어드는 선수가 되고자 한다. 골프 경기에서 나아지는 방법은 많다. 우리는 퍼팅 스트로크 또는 퍼트 라인을 올바르게 읽는 능력을 향상시킬 수 있다. 아울러 숏 게임, 아이언 플레이와 티샷 게임을 향상시킬 수 있다. 이러한 방법들에 있어 문제는 우리가 골프 코스로 나가야 연습하고 향상시킬 수 있다는 점이다. 이들 방법 전부는 차치하고라도 어느 하나에서 상당한 개선을 이루기 위해서는 규칙적으로 골프 코스로 나가야 하는데, 대부분의 경우에 그러한 시간을 내기가 어렵다.

골프 경기력을 향상시키는 또 다른 방법이 있다. 세계 최고의 선수들은 오래 전부터 골프 경기력을 향상시키는 가장 효과적인 방법은 골프를 하는 몸의 질적 측면을 개선하는 것이라고 알고 있었다. 선수들이 자신의 몸을 더 잘 제어하면서는 이용 가능한 움직임의 대안이 더 많아지기 때문에 경기의 테크닉 부분을 향상시키기가 보다 쉬워진다. 핸디캡이 높은 아마추어든 혹은 PGA 투어나 유럽 투어에 매년 참가하려는 선수든, 대부분의 선수들은 한 가지 흔한 사안으로 애를 먹는다. 즉 그들은 자신의 몸이 도저히 요구되는 움직임을 수행할 수 없음에도 테크닉의 변화에 귀한 시간, 에너지와 자신감을 허비한다. 그들은 자신의 골프 지도자가 유익하다고 생각하는 방식으로 움직이려 하나, 선수는 그렇게 하도록 준비된 신체 기량을 갖추지 못하였을 수도 있다. 선수들은 가동성, 근력 혹은 신체 자각(body awareness)이 부족할지도 모른다. 신체 자각은 선수들에게 요구되는 방향, 범위, 운동의 결과를 내도록 움직이게 만든다. 선수는 요구되는 자세를 취하지 못하게 하는 부상을 겪고 있을 수도 있으며, 혹은 흔한 상황이지만 어쩌면 도저히 만들기 힘든 자세를 억지로 취하려다 부상을 당하였을 것이다.

때로 선수는 자신이 요구되는 방식으로 움직일 수 있다고 생각하고는 기타 변수들(바람, 물 등)에 그리 주의를 기울이지 않은 채 요구되는 움직임을 수행하기 위해 상당한 에너지 및 집중력을 쏟아부으면서 골프 연습장에서 시간을 보내게 된다. 그럼에도 선수가 연습한 스윙은 코스에서 먹히지 않는다. 우리의 경험에 따르면 선수는 연습장 스윙을 코스로 옮기는 데 애로를 겪는데, 자신의 현재 신체 기량에 비해 부자연스럽거나 극히 어려운 테크닉을 사용하려 하기 때문이다. 신체 기량이 향상되면 테크닉은 수행하기가 보다 쉬워지고 골퍼는 연습장 스윙을 코스로 가져갈 수 있다. 스윙 테크닉을 연습하였지만 이를 코스로 옮기는 데 애를 먹는 골퍼는 필시 현재의 신체 상태에 부적합한 움직임을 하고 있을 것이다. 테크닉과 스코어를 향상시키는 가장 효율적인 방법은 골프 연습장에서 계속해서 볼을 치는 것이 아니라 대신 체력을 향상시키는 것이다.

프로 골프 토너먼트에서 선수들은 흔히 경기를 단순해 보이도록 하고 그들의 스윙은 힘들이지 않는 것처럼 보인다. 실상은 경기가 절대 쉽지 않고 그들의 스윙은 결코 힘들이지 않는 것이 아니다. 저스틴 로즈, 그레이엄 딜렛, 헨릭 스텐손, 케빈 채플, 로리 맥길로이와 렉시 톰슨 같은 대단한 볼 스트라이커들은 엄청난 클럽 헤드 스피드를 내지만 흠잡을 데 없는 균형 속에 골프 스윙을 마무리하는데, 스윙의 테크닉 측면과 신체의 움직이는 능력에 많은 시간의 노력을 기울였기 때문이다. 보통의 골프 팬은 이들 정상급 선수가 세계적인 수준의 성과를 꾸준히 내기 위해 자신의 몸이 최상의 상태로 움직이고 기능하도록 하는 데 얼마만큼의 시간을 투자하는지 짐작하기 어렵다.

그건 F1, NASCAR, Indy Car 등의 자동차 경주 대회에서 차를 각각의 트랙 상태에 맞게 개조하고 변형시키는 것과 다르지 않다. 세계 최고의 드라이버가 모는 세계에서 가장 빠른 차라도 그 차에 당일의 트랙 상태에 적합한 타이어가 장착되어 있지 않으면 챔피언십 레벨에서 좋은 경기를 할 수 없을 것이다.

PGA 투어에서 매주 도수 및 물리치료 부서는 육군의 이동외과병원(MASH)과 비슷해 많은 치료대를 설치하고 세계 최고의 선수들을 진료한다. 피트니스

트레일러(선수들의 체력관리를 위한 운동기구가 구비된 트레일러)의 문은 수많은 선수가 경주에서 경기력을 향상시키려 애쓰면서 드나들어 회전문과 같다. 스윙 코치는 피트니스 트레이너 및 도수치료사와 끊임없이 면담하여 각 선수의 현재 신체 상태에 근거해 그 선수에게 가장 적합한 스윙을 지도한다.

골프 스윙을 지도하거나 수행하기 위해 우리는 움직임을 수행하는 능력의 개선을 모색한다. 골프 스윙이 이루어지려면 체내 300개 이상의 관절 각각이 현저한 가동범위로 움직여야 하고 효과적이고 반복적인 파워와 정확도를 내기 위해 640개 이상의 신체 근육 각각이 고도로 작용해야 한다. 골프 스윙의 복잡성은 올림픽 역도 및 체조 기술을 포함해 스포츠에서 일부 가장 어려운 움직임의 경우와 대등한 수준이다. 움직임을 지도하는 세계 최고의 코치는 자신의 선수들을 적절히 돕기 위해 발생학(embryology), 해부학, 세포생물학, 신경학, 심리학, 생리학, 생체역학과 영양학 같은 다양한 과학을 학습해야 한다. 이와 같은 수준의 지식을 쌓으려면 오랜 세월이 걸리므로, 우리의 목표는 이번 《골프 아나토미》의 개정판에서 이러한 과학들을 요약하여 학습을 효율화하고 신체에 대한 이해를 증진시키며 신체의 움직임 역량을 극대화하는 방법을 알도록 돕는 것이다.

스포츠에서의 성공은 흔히 자신의 경쟁자들보다 더 효과적으로 움직일 수 있는 운동선수에게 돌아간다. 가장 기본적인 수준에서 탁월한 움직임은 요구되는 작용을 통해 각각의 관절에서 움직이는 능력과 움직임을 제어하는 능력을 모두 요한다. 많은 운동선수, 트레이너와 코치는 먼저 개별 관절들의 능력을 향상시키지 않은 채 효과적인 움직임을 만들려 한다. 이는 셈법을 배우기 전에 대학 수준의 미적분학을 시도하는 것에 비유된다. 이러한 경우에 아마도 객관식 시험에서 몇몇 문제는 맞히겠지만 일관된 결과가 나오지 않을 것이고 장기적으로 성공을 거두지 못할 것이 분명하다.

일단 개별 관절들의 움직임을 최적화하였으면, 일정 수준의 신경계 조절 능력(neurological control)이 생겨 선수는 스윙에서 자신이 원하는 자세로 움직일 수 있다. 그때가 되어서야 선수는 이 스포츠에서 요구되는 근력과 스피드의 향상에 집중할 수 있다. 골프 스윙에서는 이것이 스피드의 '대폭' 향상일 수 있다. 2017년 오픈 챔피언십 후 케빈 채플은 몇 주 후 열린 월드 골프 챔피언십 경기에 참가할 때까지 드라이버의 클럽 헤드 스피드를 시속 191~194km에서 204~207km로 향상시켰다. 그는 신체 제어의 개선에 집중함으로써 그리고 새로운 신체 기량을 갖추기 위해 테크닉에 작은 변경을 가함으로써 이러한 개선을 이룩했다.

스피드를 증가시키려 시도할 때 많은 골퍼(그리고 운동선수 일반)가 범하는 가장 큰 실수의 하나는 그것을 소멸시키는 법을 배우지 않는다는 것이다. 클럽 헤드 스피드를 올리려는 골퍼의 노력에서 가속하거나 스피드를 생성하는 능력의 실제 부족보다는 감속이 더 흔히 제한 요인이 된다. 어느 골프 스윙에서든 타협 불가능한 요소의 하나는 그 스윙이 결국 종결되어야 한다는 것이다.

청소년 선수들을 지도하는 많은 골프 코치는 이제 그들이 청소년일 때 빠르게 스윙하는 법을 가르친 다음 일단 스피드를 생성하는 잠재력이 개발되었으면 테크닉에 집중하는 것이 무엇보다 중요하다고 여긴다. 테크닉은 언제든지 배울 수 있지만 신경계를 자극하여 스피드를 증가시키는 것은 운동선수의 발달 과정에서 특정한 시기에 이루어져야 한다는 판단에서이다. 이와 같은 개념을 지지하는 증거가 문헌에 상당히 많지만, 적절한 감속 기술을 몸에 배게 하는 데 필요한 조치를 취하지 않으면 스피드의 증가에 대한 이러한 집중은 운동선수들의 장기적인 건강에 참화를 부를 수 있다. 이 경우에 부상의 발생은 가능성보다는 확실성에 가까운 문제이다.

우리의 몸은 선천적으로 똑똑하고 가능하면 언제나 부상 가능성을 최소화하려 한다. 이것이 의미하는 바를 이해하기 위해 우리가 고성능 자동차를 몰고 30m를 주행하다 정지한 후 절벽의 모서리 가까이에서 급격한 U턴을 할 경우에 작동하는 우리의 타고난 본능을 생각해보자. 만일 브레이크가 없고 타이어가 정말로 낡고 밋밋한 차를 몰고 있다면, 우리는 최소한의 속도로 그 30m에 다가갈 것이 분명하다. 만약 신품 브레이크와 새로운 휠이 장착된 차를 몰고 있고 속도를 늦출 여유 공간이 15m 더 있다면, 우리는 차와 추가 공간이 차를 제때 정지시키기에 충분하다고 신뢰할 것이기 때문에 상당히 더 빠른 속도로 차를 몰 가능성이 훨씬 더 많다.

이 경우에 새로운 브레이크와 휠은 최적화된 신경계와 건강한 관절에 비유될 수 있으며, 차를 정지시킬 여분의 공간은 우수한 제어 능력을 가지고 더 큰 가동범위로 움직이는 역량이 증가되어 있는 신체에 해당한다. 우리가 한 관절의 능력 범위 끝부분으로 접근할 때 그 관절을 지지하는 연조직은 신체 분절을 감속하는 최대 능력을 훨씬 더 높은 비율로 가동시켜 작용해야 한다. 관절 가동범위의 외측 경계에서는 관절 및 연관 연조직(근육, 건, 인대와 관절낭)이 손상을 입기가 아주 쉽다. 만일 우리가 몸의 수많은 관절에 걸쳐 가동성을 10%라도 올릴 수 있다면, 결국 축적된 움직임 역량이 매우 커질 것이다. 보다 제어할 수 있는 움직임은 속도를 늦출 공간이 커진 것이나 마찬가지이다.

훈련의 결과로 속도를 늦출 공간이 많아지고 감속하는 능력이 커지면 의문의 여지없이 클럽 헤드 스피드를 증가시킬 가능성이 훨씬 더 커지는데, 몸이 스스로 움직임을 안전하게 정지시키는 능력을 보유한다고 보다 확신하기 때문이다. 클럽 헤드 스피드의 증가는 비거리의 개선과 마찬가지이며, 수용 가능한 정확성을 동반하는 비거리의 개선은 전혀 문제가 되지 않는다. 더스틴 존슨, 로리 맥길로이, 제이슨 데이, 아담 스콧, 저스틴 토마스, 리키 파울러와 존 람에게 물어보라. 물론 이들은 모두 세계 최상위 선수들에 속한다.

2017년 PGA 투어 상금 순위 상위 7명의 선수들을 살펴보고 이들이 투어 챔피언십에 참가해 기록한 비거리 순위와 어프로치 샷으로 얻은 타수(strokes gained approaching the green) 및 퍼팅으로 얻은 타수(strokes gained putting) 순위를 비교해보면(표 1-1 참조), 티샷과 어프로치 샷에서 모두 클럽 헤드 스피드와 정확성을 관리하는 것이 얼마나 중요한지를 알 수 있다.

표 1-1. 2017년 PGA 투어 상금 순위와 비거리 그리고 어프로치 샷으로 얻은 타수 및 퍼팅으로 얻은 타수 순위

상금 순위 상위 선수	상금(US 달러)	비거리 (야드)	어프로치 샷으로 얻은 타수(순위)	퍼팅으로 얻은 타수(순위)
Justin Thomas	9,921,560	309.76	6	47
Jordan Spieth	9,433,033	295.6	1	42
Dustin Johnson	8,732,193	315.0	5	81
Hideki Matsuyama	8,380,570	303.3	7	173
Jon Rahm	6,123,248	305.8	17	49
Rickie Fowler	6,083,197	300.3	23	2
Mark Leishman	5,866,391	298.6	21	27

어떻게 볼을 치면 비거리가 최대로 나오면서 정확성이 최고에 달할까? 그렇게 하려면 몸의 움직임 역량을 길러야 한다. 1985, 1995 및 2015 시즌 PGA 투어에서 비거리 100위인

표 1-2. 1985, 1995 및 2015 시즌 100위인 PGA 선수들의 평균 비거리

연도	평균 티샷 비거리(야드)
1985	258.4
1995	262.0
2015	292.0

선수를 살펴보면(표 1-2), 최상위 선수들의 평균 비거리들을 살펴보는 경우보다 비거리를 늘려야 할 필요성을 더 잘 이해할 수 있다. 표 1-2는 100위인 선수들의 티샷 비거리가 상당히 증가한 것을 보여주고 스피드를 생성할 수 없는 선수는 도저히 코스에서 더 이상 경기를 할 수 없다는 점을 실증한다.

세계 최고의 선수들은 대부분 체력관리 코치 및 도수치료사를 대동하면서 자신의 몸을 최적의 상태로 유지하도록 한다. 대부분의 선수들은 이러한 호사를 누리지 못하겠지만, 그렇다고 이들 선수가 세계 최고의 선수들이 사용하는 테크닉을 이해하지 못하고 접할 수 없다는 의미는 아니다. 우리는 많은 주요 선수권 우승자, 월드골프챔피언십 우승자, 그리고 PGA 투어, 유럽 투어, 호주 투어와 아시아 투어의 우승자를 지도해왔다. 또한 우리는 2년마다 개최되는 라이더컵 및 프레지던츠컵 대회에서 경기하는 미국, 유럽 및 세계 연합 팀의 선수들을 지도해왔으며, 우리가 지도한 선수들은 리우 올림픽 경기에 참가해 그들 중 2명이 남자부 경기에서 금메달과 은메달을 차지하였고 1명은 여자부 경기에서 은메달을 차지했다. 이 책은 이러한 훌륭한 선수들, 주니어와 핸디캡이 높은 선수들에게 우리가 적용한 원리와 훈련법을 제시한다.

테크닉

골프 티칭 산업은 수십억 달러 규모이다. 불행히도 이러한 엄청난 자금 투자에도 불구하고 지난 30년간 북미에서 평균 핸디캡을 변화시키는 데에는 거의 소용이 없었다. 골프 스윙에 대한 지도는 대부분 골퍼의 움직이는 능력을 향상시키지 않은 채 골퍼의 움직임을 변화시키려는 데 초점을 두어왔다. 아울러 대부분의 골프 지도자들은 해부학, 운동학, 관절 능력, 또는 모든 신체 기량을 갖춘 운동선수들이 경험하는 흔한 한계에 대한 이해가 설혹 있다고 하더라도 미미한 수준이다. 이러한 이해가 없으면 지도자는 골퍼가 성취할 수 있는 테크닉에 대해 추측만 할 수 있다. 그러나 우리의 좋은 친구이자 성공적인 PGA 투어 코치인 숀 폴리, 드루 스테켈, 조지 갠커스, 스콧 해밀튼과 마크 블랙번이 증언해줄 수 있듯이, 지도자가 신체와 그것이 어떻게 움직이는지를 이해하면 골퍼가 스윙 테크닉을 신속하고도 안전하게 현저히 향상시키는 데 도움이 될 수 있다. 운동선수가 실제 신체적으로 성취할 수 있는 것이 무엇인지를 알면 추측이 크게 줄어든다. 지도자가 골퍼의 발, 발목, 엉덩이, 척추, 어깨와 목이 적절한 가동성을 보유하고 이들 부위가 골프 스윙 중 골퍼가 바라는 움직임에 맞게 협동해 움직이는 능력을 지닌다는 사실을 알면, 그는 운동선수들의 시간을 낭비하거나 부상 가능성을 증가시키지 않는다고 한층 더 확신할 수 있다.

이번 ≪골프 아나토미≫의 개정판에서 우리의 목표는 아마추어 및 프로 수준에서 모두 골프를 배우는 방식의 변화를 돕는 것이다. 우리는 골퍼들이 이 책을 읽어 신체를 향상시키고 단기적인 성공을 증진시키며, 못지않게 장기적으로 경기에서 최고 수준의 능력으로 건강하고 통증 없이 기량을 펼칠 수 있길 바란다. 또한 우리는 이 스포츠에 만연한 무모한 행동, 즉 근본적인 도구(신체)의 질을 개선하지 않은 채 미적 산물(움직임)을 변화시키려는 행동을 멈추길 바란다. 신체의 질적 측면은 움직임을 일으키고 재현하는 능력을 증진시키거나 억제하게 된다. 골프 스윙의 복잡한 움직임을 존중하라. 골프 스윙을 자유로이 그리고 주저나 타협 없이 수행한다면 그 스윙은 스포츠에서 가장 우아하면서도 강력한 움직임의 하나가 된다.

일부 사람들은 가동범위가 더 크고 다른 일부는 비교적 더 작다. 케빈 채플과 김시우는 둘 다 세계적 수준의 볼 스트라이커이다. 그러나 그들의 스윙은 완전히 달라 보이는데, 이들 두 훌륭한 선수 사이에 움직임의 역량이 다르기 때문이다. 케빈 채플이 김시우처럼 스윙하려 한다면 성공하지 못할 것이다. 김시우와 케빈 채플의 골프 코치들은 모두 이들 골퍼의 신체와 신체의 움직임 역량을 이해한다. 이러한 지식이 있기에 코치들은 선수의 신체에 가장 잘 일치하도록 자신이 사용하는 테크닉을 효율화할 수 있었다. 테크닉을 신체에 맞추는 것은 직관적으로 타당하긴 하지만 우리들은 대부분 이를 가능하게 하는 지식을 보유하지 못한다.

PGA 투어에서 새로운 테크닉을 배우는 데 어려움을 겪는 선수의 코치들이 우리에게 의뢰해오는 주요 고객의 하나이다. 이들 코치가 우리에게 운동선수들을 보내는 이유는 골퍼의 테크닉 개선을 돕는 우리의 실적이 비할 데 없기 때문인데, 이 사실은 운동선수 개인의 움직임 역량을 기르는 것에 비하면 부차적인 일이다.

어떻게 신체 제어의 개선이 시간과 부상 가능성을 줄이면서 테크닉의 개선으로 이어지는 것일까? 골프 클럽을 스윙하는 완벽한 방법이 있는지 확인해본바, 3차원 비디오 분석, 레이더, 고화질 고속 촬영 카메라와 지면반력기(force plate: 골프 스윙, 달리기 등으로 지면에 힘이 가해질 때 지면의 반작용력을 측정하는 판) 같은 급속한 기술 진보 덕택으로 클럽을 스윙하는 특별하고 완벽한 방법은 없는 것으로 밝혀졌다. 이것은 누구에게나 적용된다. 클럽은 무한한 방법으로 스윙할 수 있다. 하지만 대부분 결과는 동일하다. 즉 클럽 페이스가 임팩트 시 볼을 직각으로 친다는 것이다.

차이점은 스윙의 효율성이다. 전성기 때 타이거 우즈의 스윙을 그레이엄 딜렛 또는 헨릭 스텐손의 스윙과 비교해보면 혹은 헌터 마한의 스윙을 짐 퓨릭(역대 한 라운드 최저타인 58타 기록 보유자)의 스윙 위에 겹쳐보면, 스윙의 많은 부분에서 엄청난 차이를 알게 되지만 임팩트 순간에서는 그러한 많은 차이가 덜 뚜렷해질 것이다. 그들의 스윙 스타일은 완전히 달라 보이지만 분명히 이들 선수는 모두 탁월한 볼 스트라이커이다. 그들은 모두 다운스윙이 효율적이어서 다운스윙 중 생성된 에너지가 아주 높은 비율로 임팩트 시 골프공에 전달된다. 그들의 스윙이 달라 보이는 이유는 신체 내에서 움직임의 역량이 다르기 때문이다.

어느 PGA 투어 골프 토너먼트에서든 연습장을 따라 걸어보면 각 선수의 스윙이 마치 지문처럼 매우 독특하다는 점을 알게 된다. 그럼에도 아마추어와 심지어 많은 프로의 코치는 누구에게나 동일한 스윙 모델을 적용하는데, 이러한 스윙은 개선을 이루려는 골퍼에게 효과적이지 않다.

당신의 스윙을 당신이 아주 좋아하는 선수의 스윙과 비교해 그의 움직임을 모방하려는 시도는 당신의 풀 스윙에서 테크닉 측면을 개선하기 위한 현명한 방법이 아니다. 그 비결은 '당신'에게 가능한 가장 효율적인 스윙을 할 수 있도록 몸을 만드는 것이다. 골프의 미래는 더 이상 오로지 한 가지 표준 스윙의 모방에만 의존하지 않으며, 오히려 적절한 역학적 테크닉과 움직임의 효율성이 조화를 이루는 것이다. 선수마다 가용한 관절 가동범위와 근력 수준이 독특하고 신체 자각이 일치하지 않는다. 오직 자기만의 신체 기량을 극대화함으로써 선수는 최적의 역량을 진정으로 성취할 수 있다.

각각의 스포츠에는 나름의 특정한 신체 부하가 있고 골프도 예외가 아니다. 피트니스 업계는 마침내 전문적인 트레이닝의 초창기에 뿌리내린 '신체 부위별 운동'이란 낡은 관점을 벗어났다. 발생기 동안의 신체 발달과 조직 연속성의 개념을 이해하게 되면서 결국 우리는 신체 부위별 운동 처방에서 벗어나 움직임과 관절 건강의 처방을 지향할 수 있었다.

≪골프 아나토미≫는 관절 가동성 및 건강, 신체 자각과 균형이 모두 전제되어야 전신 움직임의 개선, 파워의 향상과 부상을 당하지 않는 탄력적인 신체가 이루어진다는 사실을 이해할 수 있도록 한다.

우리는 가동성, 균형, 신체 자각, 근력과 파워를 포함해 골프 체력의 일부 주요 요소들에 초점을 둔다. 이러한 특정한 요소들을 훈련시키는 순서는 요소들 자체만큼이나 중요하다. 운동의 올바른 진행은 가장 효율적인 훈련을 제공하고 부상의 위험을 감소시킨다. 가동성을 충분히 확보하기 전에 파워를 기르는 훈련을 하면 부상의 위험이 증가하고 골프 특이적 경기력의 확대가 미미해진다. 이 책은 골프를 위한 탄탄한 몸을 만드는 데 필수적인 신체 기량을 기르는 데 도움을 준다.

파워와 스피드의 생성

정상급 골퍼들이 파워 생성의 효율성을 향상시키기 위해 자신의 스윙을 조정하는 경우가 점점 더 흔해지고 있다. ≪골프 아나토미≫에서 우리의 목표는 골프 체력의 개선에 도움이 되는 운동을 소개하고 테크닉 면에서 효율적인 골프 스윙을 기르는 데 오늘날 최고의 지도자와 선수들이 채용하는 중요한 원리들 중 일부를 소개하는 것이다. 그 3가지 원리가 지면반력, 운동 사슬과 위치 에너지이다.

지면반력

골프 연습장에서 관찰되는 스윙 실수는 대부분 팔로 스피드를 내기 때문이다. 신체에 가해지는 부정적 스트레스를 극소화하면서 파워 생성을 극대화하기 위해서는 지면이 에너지 전달의 사슬에서 첫 연결고리가 되어야 한다. 뉴턴의 운동법칙에서 제3법칙(작용과 반작용의 법칙)에 따르면 한 물체가 두 번째 물체에 힘을 가하면 크기가 동일하고 방향이 반대인 힘이 두 번째 물체에서 다시 첫 번째 물체로 가해진다고 한다. 예를 들어 강력하게 드라이브를 하기 위해 다리로 힘차게 지면을 딛고 서면 지면이 동일한 크기의 힘으로 다시 골퍼의 몸을 밀어 올리는 결과를 가져온다. 이렇게 지면이 골퍼에게 전달하는 힘을 지면반력(ground reaction force, GRF, 지면반발력)이라고 한다. 그러면 지면반력은 위로 다리를 통해 골반으로 전달된다. 골반으로부터 이 힘은 골퍼의 중심부, 어깨관절 복합체와 양팔을 거쳐 최종적으로 골프 클럽과 볼로 전달된다. 이러한 에너지가 지면에서 볼까지 가장 효율적으로 전달되어야 신체가 허용하는 최대의 파워를 낼 수 있다.

운동 사슬

지면반력에서 오는 에너지는 소위 운동 사슬(kinetic chain)을 통해 신체를 이동한다. 신체의 서로 다른 부위들은 사슬의 연결고리로 작용해, 신체의 한 부위(연결고리)에서 나온 에너지 또는 힘은 다음 연결고리로 연속적으로 전달될 수 있다. 이러한 신체 분절들과 그들의 움직임이 최적의 협동(타이밍)을 이루면 전신으로 에너지와 파워의 효율적인 전달이 가능하다. 순차적으로 이루어지는 각각의 움직임은 이전 분절의 움직임과 에너지를 기반으로 한다. 이와 같은 전달과 총합의 결과가 클럽 헤드 스피드를 결정하는 셈이다.

운동 사슬은 전신에 걸쳐 결합조직을 통해 인접한 관절들 및 근육들을 연결한다. 신체의 한 부위에서 쇠약 또는 손상이 있으면 에너지의 전달을 방해한다. 이와 같은 맥락에서 쇠약은 근력, 가동범위 또는 신체 자각의 결핍을 의미할 수 있다. 그러면 신체는 이러한 결핍에 따라 손실된 에너지를 보충하려는 시도로 기타 신체 부위를 과다 사용한다(즉 잘못 사용한다). 다리가 대부분의 파워를 생성하는 효율적인 골프 스윙에서는 큰 근육이 힘의 생성에 기여한다. 신체의 운동 사슬에서 쇠약한 부분이 존재하면 다리에서 생성된 에너지가 중심부와 팔에 효과적으로 전달될 수 없다. 그 결과 쇠약한 부위를 둘러싸고 있는 작은 근육이 큰 스트레스를 받는다. 머지않아 이는 관절과 연조직(근육, 건과 인대)에 과다 사용으로 인한 손상을 유발하고 효율적인 스윙을 불가능하게 한다.

위치 에너지

어느 스포츠나 그렇듯이 파워는 가용한 위치 에너지(potential energy)의 양을 증가시킴으로써 향상될 수 있다. 골프 스윙에서 위치 에너지는 신체 내에 저장된 에너지로 힘을 생성하기 위해 사용할 수 있다. 이는 움직이는 능력의 개선이 파워와 직접 연관되어 있다는 사실을 강조하기 때문에 아주 중요한 개념이다. 앞서 이 장에서 우리는 모든 부위에서 최적의 관절 가동범위를 확보하는 것이 중요하다고 논의했다. 또한 각 관절의 움직임을 10%만 증가시켜도 스윙 내내 움직임 역량이 크게 축적된다고 언급했다. 이는 가동성의 증가가 위치 에너지의 증가와 마찬가지이기 때문이다. 골퍼가 백스윙의 정점으로 이동하면서 그는 신체 내에 위치 에너지를 생성하고 이러한 에너지는 다운스윙이 임팩트로 이어지면서 결국 클럽 헤드로 향할 수 있다. 그러므로 골퍼가 완전한 가동범위로 움직일 수 없으면 그는 최대의 위치 에너지를 확보할 수 없다.

위치 에너지는 딱 맞는 용어인데, 스윙에서 이러한 에너지 저장이 오직 잠재적으로(potentially) 클럽 헤드에 전달되기 때문이다. 백스윙에서 저장된 위치 에너지의 사용을 극대화하기 위해서는 골퍼가 운동 사슬을 통해 에너지를 효율적으로 전달할 수 있어야 한다. 이 때문에 가동성의 증가는 그 가동성을 적절히 제어할 수 없으면 쓸모없고 때로 해롭다. 골프에 적합한 훈련 프로그램이라면 가동성 또는 위치 에너지를 증가시키는 방법과 그것을 제어하거나 관리하는 방법을 모두 포함해야 한다.

골프 스윙에서 사용되는 주요 근육과 관절

골프 스윙에는 거의 모든 신체 근육과 관절이 관여하므로, 몇몇만 골라 가장 중요하다고 강조하는 것은 매우 어려운 일이다. 설명을 간단히 하기 위해 우리는 골프의 풀 스윙을 이루는 여러 세부 동작을 하는 동안 사용되는 다양한 주요 근육과 관절을 다루기로 했다. 이러한 설명은 전부를 아우르는 것은 아니지만 확실한 근거를 제공한다.

업스윙 또는 백스윙

업스윙(그림 1-1)은 백스윙이라고도 하는데, 골프 스윙의 나머지 단계보다 전신에 긴장과 신체적 스트레스를 훨씬 덜 준다. 이 단계에서는 흔히 균형, 고유수용감각과 관절 및 근육 가동성이 실제 근력보다 더 중요하다. 뒤쪽 어깨관절

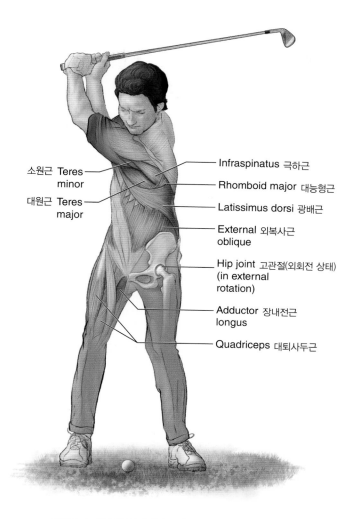

소원근 Teres minor

대원근 Teres major

Infraspinatus 극하근

Rhomboid major 대능형근

Latissimus dorsi 광배근

External 외복사근 oblique

Hip joint 고관절(외회전 상태) (in external rotation)

Adductor 장내전근 longus

Quadriceps 대퇴사두근

그림 1-1. 업스윙 단계에서 사용되는 근육

복합체(오른손잡이 골퍼의 오른쪽 어깨)의 외회전(external rotation), 후인 (retraction, 뒤로 당기기), 그리고 타깃 쪽(오른손잡이 골퍼의 왼쪽 어깨)의 외 전(abduction), 내회전(internal rotation)과 전인(protraction, 앞으로 내밀기) 을 충분히 확보하면서 동시에 뒤쪽 고관절의 내회전, 타깃 쪽 고관절의 외회전,

그리고 척추의 회전을 확보하는 것이 엄청나게 강한 큰 근육군을 소유하는 것보다 훨씬 더 중요하다. 많은 골프 체력 훈련 프로그램의 문제는 가동성 또는 유연성의 증가에 충분한 시간을 투자하지 않는다는 점이다. 골퍼가 업스윙을 하는 동안 균형을 유지하면서 바람직한 자세로 움직일 수 없으면 그 선수의 근력 또는 폭발력에 상관없이 골프 스윙의 나머지 단계가 부정적인 영향을 받는다.

이 단계의 스윙은 주로 골퍼의 가동성에 의존하지만, 일부 근육이 안정적인 토대를 제공해 다른 근육의 움직임을 극대화하도록 한다. 업스윙 중 골퍼는 이 단계의 정점을 향해 몸을 감아올리면서 뒤쪽 다리의 대퇴사두근, 중둔근 및 대둔근과 복사근에 힘을 주어야 한다. 이들 근육이 효율적으로 작용하면 광배근, 극하근, 능형근, 복사근과 다열근이 적절히 신장되어 올바르고 완전한 업스윙 자세를 취할 수 있다.

골프 강습에서는 백스윙의 자세를 잡는 데 상당한 시간을 투자한다. 보통의 골퍼와 심지어 높은 수준의 골퍼도 다운스윙 또는 팔로우 스루에는 거의 시간을 투자하지 않는다. 체력 훈련에서 대부분의 골퍼들은 전신에 걸쳐 적절한 움직임을 기르려 노력하지 않는다. 그러나 많은 골퍼는 골프 지도자가 원하는 자세를 적절히 취하지 못할 수도 있다. 긍정적인 변화가 보이지 않으면 결과적으로 선수와 지도자 모두에게 좌절감을 안기고 부상과 형편없는 경기력을 초래할 수도 있다. 업스윙에서 강사가 만들려 하는 움직임을 취하기 위해 골퍼가 가동성을 증가시키면 다운스윙, 임팩트 및 팔로우 스루 단계를 배우는 데 더 많은 시간을 투자할 수 있다.

다운스윙

업스윙에서 다운스윙(그림 1-2)으로 전환하는 데에는 상당한 근육 협동과 상체로부터 하체와 골반을 분리하는 능력이 요구된다. 다운스윙 단계로의 이행은 골퍼가 하체를 최대의 근육 효율을 내는 자세로 움직임으로써 시작된다. 주요 목표 중 하나는 앞쪽 무릎을 앞쪽 발의 외측면 위로 위치시키는 것이다. 이렇게 하면 골퍼가 적절히 정렬되어 앞쪽 다리에서 대퇴사두근이 수축하여 무릎을 펴고 대둔근과 햄스트링이 수축하여 고관절을 신전시킨다. 또한 고관절 회전근(이상근, 중둔근, 소둔근과 폐쇄근)이 수축하여 무릎을 적절히 위치시키는 데 요구되는 고관절의 초기 외회전을 일으키고 고관절의 외측 안정성을 제공하며 고관절의 상대적 내회전을 가져온다.

뒤쪽 다리에서는 대퇴사두근, 대내전근, 햄스트링, 대둔근과 비복근이 작용하여 슬관절과 고관절을 신전시키고 발목관절의 족저굴곡(plantar flexion)을 일으켜 골퍼의 체중이 좌측으로 옮겨지도록 돕는다. 이와 같이 다리 근육이 활성화되면 하체에 단단하게 버티고 설 수 있는 힘이 생겨 지면 쪽으로 강력한 스윙을 할 수 있게 되고, 양팔이 자세를 잡아 요구되는 공략 각도를 이룰 수 있도록 선수가 자세를 취하는 데 도움이 된다.

골퍼의 고관절이 신전하고 골반이 비교적 후방으로 기울면서(벨트 버클이 위로 향하기 시작한다) 가슴은 볼 위에 머문 상태에서 중심부에서는 복사근과 대요근이 고도로 활성화되어 크런치와 유사한 자세가 나온다. 앞쪽(타깃 쪽) 광배근은 골퍼를 앞쪽으로 당기고 몸의 양측 흉근에서 생성되는 힘에 대항하는 데 도움을 준다.

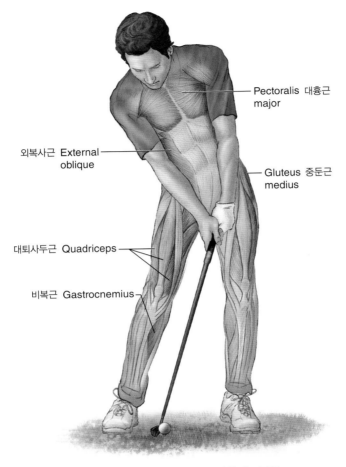

Pectoralis 대흉근
major

외복사근 External
oblique

Gluteus 중둔근
medius

대퇴사두근 Quadriceps

비복근 Gastrocnemius

그림 1-2. 다운스윙에서 사용되는 근육

팔로우 스루

골프 스윙에서 팔로우 스루 동작(그림 1-3)은 임팩트 후 신체(특히 양팔)의 감
속을 가능하게 한다. 골프 스윙에서 이 단계는 아주 힘이 드는데, 근육이 주로

신장성 수축(eccentric contraction)으로 작용하여 신체를 감속해야 하기 때문이다. 골퍼의 중심부 전체(둔근, 복사근, 요방형근, 대요근, 복횡근과 복직근)가 최대의 파워를 내어 힘을 생성하고 신체를 감속한다. 회전근개 근육(극상근, 극하근, 견갑하근과 소원근)뿐만 아니라 광배근과 견갑골을 척추 및 흉곽으로 안정화하는 근육(전거근, 능형근과 견갑거근)이 작용하여 어깨관절이 높은 속도 하에서 가동범위의 끝부분으로 접근하지 않도록 보호한다.

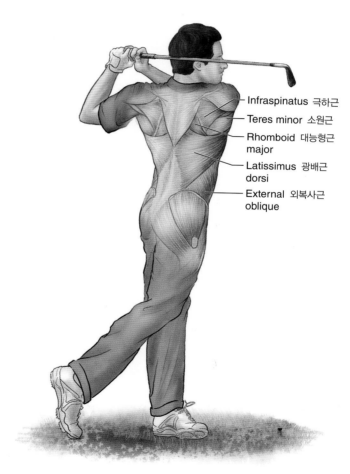

Infraspinatus 극하근
Teres minor 소원근
Rhomboid 대능형근
major
Latissimus 광배근
dorsi
External 외복사근
oblique

그림 1-3. 팔로우 스루에서 사용되는 근육

신체 자각에 대한 이해

흔히 신체 자각(body awareness), 즉 고유수용감각(proprioception)은 가장 간과되는 감각이다. 이는 최적의 운동 기능에 기타 감각만큼 중요하다. 신체는 고유수용감각을 사용하여 그 환경에 즉각적으로 반응한다. 골퍼의 몸은 스윙 내내 변화하는 자세와 서로 다른 힘에 신속히 반응할 수 있어야 한다. 골프 스윙을 하는 동안 얼마나 많은 신체 부위가 서로 다른 방향으로 움직이는지를 상상해보라. 업스윙을 시작해서 팔로우 스루를 마칠 때까지 이 모든 움직임은 2초 이내에 이루어진다.

어떻게 신체는 그 모든 정보를 따라갈 수 있을까? 이는 근육과 관절에 있는 작은 감각 수용체가 전신에 걸쳐 모든 관절의 자세와 스트레스를 추적하기 때문에 가능하다. 이러한 수용체가 그 각각의 근육과 더 잘 작용할수록 골프 스윙 내내 신체 자각이 더 많이 이루어진다. 이는 적절한 스윙에 필요한 올바른 움직임 및 각도를 보다 자주 만드는 데 도움이 된다.

운동감각(kinesthesia)은 관절 운동 및 가속을 감지하는 능력이다. 고유수용감각과 운동감각은 운동 조절(motor control) 및 자세를 위한 감각 피드백 메커니즘이다. 뇌는 이러한 메커니즘을 이용하여 신체가 방향을 잡고 균형을 유지하도록 도와주는데, 끊임없이 유입되는 감각 정보를 평가하고 근육과 관절에 즉각적인 조절 신호를 보내 특정한 움직임과 균형을 취하게 하는 과정을 거친다.

서로 다른 상황에서 균형을 유지하는 능력은 신체가 체위 변화와 신체에 대해 그리고 체내에서 가해지는 힘을 얼마나 잘 감지하느냐에 달려 있다. 걷기, 에스컬레이터 타기, 울퉁불퉁한 지면 디디기 등은 움직이는 동안 균형을 유지하기 위해 신체가 고유수용감각 정보를 필요로 하는 예이다.

훈련은 근력을 증가시킬 뿐만 아니라 정확성과 속도도 증가시켜, 이를 통해 신체는 다양한 체위 및 힘을 감지해 반응할 수 있다. 균형과 고유수용감각의 개선은 신경 적응(neural adaptation)을 통해 오고 흔히 근량의 실제 증가를 요하지 않기 때문에, 일단 체력 훈련 프로그램에 포함시키면 대체로 가장 먼저 향상되는 기량이다.

파워의 전달

오른손잡이 골퍼가 다운스윙을 시작할 때 왼쪽 무릎을 왼발 위로 위치시키면 체중이 흔히 앞쪽(좌측)으로 옮겨진다. 이렇게 하면 골퍼의 하체가 힘을 생성하는 이상적인 자세로 놓인다. 무릎이 발 위에 있는 상태에서는 대퇴사두근이 무릎을 신전시킬 수 있고 대둔근과 햄스트링이 수축하여 고관절을 신전시킬 수 있다. 이러한 신전 움직임이 합쳐져 앞쪽 발을 지면으로 몰아간다. 그 결과로 지면에서 생긴 힘은 다시 골퍼로 보내져 다리를 통해 골퍼의 골반과 중심부로 힘들이지 않고 올라갈 수 있다. 골반과 중심부가 기능적으로 강하고 요구되는 가동범위로 움직일 수 있으면 힘은 어깨관절 복합체로 전달될 것이다.

어깨관절 복합체는 척추와 늑골을 견갑골에 연결하는 근육과 견갑골을 팔에 연결하는 근육으로 구성되어 있다. 어깨관절 복합체가 최적으로 기능하고 있으면 이러한 힘은 양팔을 통해 마침내 골프공의 임팩트로 전달될 수 있다. 관절과 조직의 이 포괄적인 연결은 골프를 위한 체력 훈련이 왜 그렇게 특별한 것인지와 그리고 체력 훈련이 근육군만을 따로 분리시켜 훈련받을 수 없다는 사실을 강조한다.

아울러 골퍼가 다리를 사용하여 자세를 잡고 파워를 내면 오버 더 톱의 슬라이스 성 스윙의 최소화에 도움이 된다. 신체가 어떻게 다운스윙에서 타깃 방향으로 움직이는지를 잘못 이해하는 경우가 흔하다. 오른손잡이 골퍼에게 흔히 코치는 골반을 왼쪽으로 움직이라고 말한다. 적절한 신체 기량을 기른 선수라면 왼쪽 무릎을 왼쪽으로 움직이는 데 초점을 두어 그 무릎이 왼발 위에 위치하도록 해야 한다. 그러면 선수는 왼쪽 무릎 및 고관절이 신전하면서 자동적으로 골반을 타깃 방향으로 회전시키게 되는데, 관절들이 정렬되어 있기 때문이다. 선수가 무릎 대신 골반을 왼쪽으로 움직이면(이 경우에 흔히 왼쪽 무릎이 골반과 발에 비해 내측으로 구부러져 외반 자세가 될 것이다), 선수는 무릎이 펴지기 시작하면서 타깃 라인으로부터 밀려나고 골반의 회전이 제한될 것이다. 하체를 타깃 쪽으로 외측으로 옮기면 다운스윙의 면(plane, 스윙이 지면과 각도를 이루며 그리는 원의 면)을 타깃 라인으로 가져가기가 훨씬 더 쉬워진다. 그러므로 클럽은 자동적으로 보다 인사이드 스윙 궤도를 그리게 된다.

골퍼가 상체로 스윙을 시작하면 골프 클럽의 각운동량(angular momentum)으로 인해 다운스윙을 할 때 클럽 헤드가 몸에서 멀어지게 된다. 일단 시작되면 이 각운동량은 관성을 통해 골퍼의 몸에 저항해 몸이 타깃 라인으로 나아가지 못하게 한다. 시각적으로 엉덩이를 빨리 돌리는 것처럼 보이는 골퍼를 본다. 그러한 골퍼의 엉덩이는 너무 신속히 회전하는 듯하며, 이는 뒤쪽 어깨가 볼을 향해 앞쪽으로 움직임에 따라 클럽을 몸에서 멀어지게 해서 오버 더 톱의 슬라이스 성 스윙 면을 만든다. 흔히 이와 같은 골퍼는 엉덩이의 속도를 늦추라는 말을 듣는다. 실제로 문제는 골퍼의 엉덩이가 너무 빨리 돌아가는 것이 아니라, 골퍼가 양팔을 사용하여 파워를 생성하고 다리를 사용하여 다운스윙 면을 타깃라인으로 옮기지 않는 데 있다. 이러한 골퍼가 다리를 사용하여 지면으로 몰아가는 법을 배우면 빨리 회전하는 것처럼 보이는 엉덩이가 자동적으로 느려 보일 것이며, 클럽 헤드는 볼을 인사이드로부터 공략하기가 보다 쉬워질 것이다.

엉덩이를 빨리 돌리는 것처럼 보이고 볼을 인사이드로부터 공략하기가 곤란한 골퍼는 주로 허리 관절을 통해 회전하고 고관절에서는 사실상 최소한의 회전이 일어난다. 이러한 허리 중심 움직임은 특히 척추와 이를 지지하는 근육에 스트레스를 준다. 이와 같은 스트레스가 지속되면 결국 통증을 초래하게 된다.

성공을 위한 훈련

어떻게 더스틴 존슨, 저스틴 토마스와 조던 스피스 같은 오늘날의 수많은 정상급 선수가 골프 스윙에서 파워와 기교를 겸비할 수 있을까? 그 답의 일부는 분명하다. 즉 그들의 테크닉은 세계적인 수준이다. 그 답의 다른 일부는 이만큼 분명하지 않다. 그들은 신체의 각 부위를 요구되는 가동범위로 움직이면서도 동적 균형(kinetic balance), 안정성과 파워를 유지할 수 있다. 이와 같은 신체 기량의 하나가 제한되면 에너지를 전달하는 골퍼의 효율성이 떨어져 골프 스윙이 타격을 받고 부상이 발생한다. 이 때문에 이러한 선수들 각자는 몸이 기능적으로 최적의 상태가 되도록 하는 데 상당한 시간과 노력을 투자한다. 예를 들면 PGA 토너먼트가 열리는 기간에 피트니스 트레일러에서 하는 일일 운동, 부상 방지 및 관리를 위한 규칙적인 치료 운동, 경기가 없는 주에 하는 체력 훈련 프로그램 등이 있다.

매주 이들 선수는 자신의 체력 훈련 프로그램에 다양한 유형의 운동을 포함시킨다. 예를 들어 요가에서 하는 가동성 운동, 중심부 및 어깨 부위를 위한 안정성 운동, 균형 및 고유수용감각 운동, 근력 및 파워 운동 등이다. 이들은 튜빙 및 케이블, 메디신 볼, 짐볼, 전통적인 웨이트, 심장 강화 장비와 케틀벨 같은 운동기구를 사용한다. 단지 체중만 이용하는 운동도 많다. 골프 체력 훈련 프로그램에 한 가지 유형 이상의 훈련방법을 포함시켜 신체에 지속적이고 점진적인 부하가 가해지도록 하는 것이 중요하다.

삶의 많은 측면에서 사람들은 자신이 능숙하게 하는 것을 연습하고 힘들거나 어렵다고 생각되는 것은 무시하는 경향이 있다. 괜찮은 수준의 볼 스트라이커들은 흔히 대부분의 연습시간을 골프 연습장에서 볼을 때리는 데 보내고 숏 게임 연습은 거의 완전히 무시한다. 피트니스 센터에서도 마찬가지여서, 사람들은 자신의 근력을 단련하고 자신의 약점을 무시한다. 예를 들어 유연성이 부족한 선수가 종종 가동성 프로그램을 무시하거나 이러한 프로그램에 최소한의 시간을 투자하고 대부분의 시간을 전통적인 근력 훈련 운동을 하는 데 소비한다. 이렇게 하면 피트니스 센터에서 이룩한 개선이 골프 코스로 옮겨지는 정도가 미미하다. 그 결과는 좌절감이고 상당한 시간 낭비이다.

당신이 골프계에서 떠오르는 스타의 하나이든, 혹은 싱글골퍼이든, 아니면 필드에서의 라운드를 위해 실력을 향상시키려 하는 아마추어 골퍼이든, 시간을 효율적으로 사용하는 것이 중요하다. 우리는 모두 자신이 좋아하는 것을 할 시간이 더 많기를 바란다. 불행히도 우리의 시간은 제한되어 있어 우리는 가지고 있는 시간을 극대화해야 한다. 이 책에서 소개하는 운동은 효율성을 극대화하도록 선정되었으므로 당신은 단기간에 골프 코스와 일상생활에서 모두 효과를 볼 수 있다.

골프를 위한 체력 훈련은 당신이 해본 기타 어느 훈련 프로그램과도 같지 않을 수도 있다. 당신이 얼마나 땀을 흘리거나 얼마나 칼로리를 소모하는지는 처음에 코스 경기력 개선의 유일한 지표가 되지 않을 수도 있다. 핵심적인 개념은 당신이 골프 스윙의 요구에 맞춰 몸을 향상시켜야 하고 그건 적절한 가동성, 균형 및 고유수용감각으로 시작된다는 점이다. 목적을 가지고 훈련할 각오를 하고 훈련은 어떤 것이어야 하는지에 대한 선입견을 버려야 한다. ≪골프 아나토미≫는 당신이 체력 훈련에 흔한 함정을 피하도록 도와주기 위해 출간됐다.

체력의 개선에는 서로 다른 기량이 관여한다는 점을 기억한다. 흔히 운동선수들은 특정한 체력 훈련을 최소한으로 하거나 전혀 하지 않은 상태에서 바로 가장 어렵거나 복잡한 운동으로 넘어가고자 한다. 이렇게 하면 장기적인 경기력의 개선이 부진하고 부상과 역학적 제한의 가능성이 증가한다. 이 책, 잡지와 인터넷에서 소개하는 파워 운동을 시작하기 전에 적절한 균형, 가동성, 안정성 및 근력을 기르는 것이 중요하다. 당신의 몸에 귀를 기울이고 당신의 체력 훈련 프로그램을 통해 점진적으로 진행하면 경기력이 크게 향상되면서 부상으로부터 안전하고 자유로울 것이다. 조만간 당신은 체력 훈련 프로그램을 확대해 나중에 ≪골프 아나토미≫에서 소개하는 다관절의 복잡한 운동을 포함시킬 수 있게 된다.

골프의 전설적인 인물들 가운데 선수 경력의 끝 무렵에 부상으로 문제에 직면한 경우가 많다. 잭 니클라우스, 아놀드 파머와 톰 왓슨은 모두 고관절 재건술을 받아야 했다. 프레드 커플스와 토미 아머 3세는 등에 심각한 이상이 있었다. 타이거 우즈는 메이저 대회에서 기록적인 횟수의 우승뿐만 아니라 잠재적으로 또 다른 토너먼트에서 우승을 거두는 능력에 회의를 품게 하는 심각한 부상이 있었다. 골프계는 엄청날 정도로 부상에 시달린다. 골프에서 포섬(foursome, 4명이 2인 1조를 이뤄 각 조가 1개의 공을 번갈아 치며 시합하는 매치 플레이)의 멤버들이 나이 또는 기량 수준에 상관없이 라운드 전이나 후에 통증 조절제를 사용하는 경우가 흔하다. 진통제를 요하는 많은 부상은 코스 밖에서 일어나지만 선수가 코스에서 통증 없이 경기하는 능력을 제한한다.

부상은 체력 훈련을 하고 있을 때에도 일어날 수 있다. 코스 안팎에서 모두 부상 가능성을 제한하는 것이 늘 우선이 되어야 한다. 부상 가능성을 줄이면서 골프를 위한 체력 수준을 향상시킬 수 있도록 이번 개정판에는 운동 전 워밍업을 소개하는 장이 포함되어 있다. 몸이 운동과 스포츠를 위해 준비를 갖추도록 하는 것이 항상 최선의 방책이다.

체력 훈련 프로그램의 구성

《골프 아나토미》의 목표는 당신의 요구에 맞는 골프 체력 훈련 프로그램을 개발하도록 당신에게 기본 지식을 제공하는 것이다. 초판에서는 상세한 운동 프로그램을 포함시키지 않기로 하였는데, 그것은 단지 골퍼마다 몸이 서로 다르기 때문이다. 한 골퍼가 필요로 하는 운동은 골프 체력의 어느 측면에 심혈을 기울일 필요가 있는지에 달려 있다.

모든 측면이 부족하다고 가정한다면, 운동의 초점을 근력보다는 가동성과 고유수용감각을 기르는 데 두는 것이 가장 좋다. 하나의 표준 운동 프로그램은 만들기도 불가능할 뿐만 아니라 어쩌면 일부 골퍼들에게는 비효율적이고 해로운 것으로 판명될 것이다. 우리는 이와 같은 운동을 당신의 기존 프로그램에 도입할 경우에 골프 체력 훈련 전문가의 도움을 구하도록 권한다. 이러한 전문가로부터 적절한 종합 평가를 받으면 체력 개선을 극대화하는 프로그램을 효율적으로 만드는 방법에 대해 감이 잡힐 수 있다. 그러나 우리는 검증된 전문가를 찾기가 때로 어려울 수 있다는 점을 이해한다. 제8장에서 우리는 프로 골퍼들을 지도한 경험을 바탕으로 일부 프로그램 사례를 제시한다.

《골프 아나토미》에서 소개하는 운동은 신체의 움직임 역량을 안전하고도 효율적으로 기르는 최선의 기회를 제공하도록 특정한 순서로 구성되어 있다. 《골프 아나토미》의 초판이 출간된 이후 독자들은 프로그램의 구성에 대한 질문을 많이 해왔다. 어떻게 《골프 아나토미》를 사용하여 개인적인 프로그램을 만들 수 있을까? 우리는 솔직히, 즉 윤리 상 모든(혹은 아무) 독자에게 적절한 한 프로그램 또는 한 유형의 프로그램을 구성해줄 수 없다는 것이 현실이다. 우리가 한 프로그램을 구성할 때에는 그 프로그램은 보통 다음과 같은 3가지 전제에 중점을 둔다.

1. 종합 평가의 결과
2. 특정한 훈련 목표
3. 훈련 프로그램의 특정한 타이밍

우리가 한 골퍼를 위해 하나의 프로그램을 만들 때 첫째이자 가장 중요한 단계는 항상 움직임에 대한 종합 평가이다. 이를 통해 우리는 선수가 어떻게 움직이는지를 이해할 수 있어 그의 장단점에 맞춘 프로그램을 만들 수 있다. 이는 선수에게 가능한 가장 효율적인 운동 프로그램을 제공한다. 또한 이는 선수가 자신의 능력을 넘어서 훈련하지 않게 한다. 우리는 집중적인 운동을 하고자 하지만 기본적인 움직임에 요구되는 신체 기량이 부족한 운동선수들을 너무나 자주 본다. 형편없는 토대 위에 근력이 길러지면 나쁜 스윙 습관만 초래해 일관되게 스윙하지 못하고 결국 부상이 올 수 있다. 일부 운동선수들은 오로지 가동성 운동에만 집중하면서 몇 주를 보내는 반면, 다른 일부는 보다 차원높은 운동으로 자신의 프로그램을 시작한다. 우리는 이 책에서 개개인의 평가를 할 여유를 충분히 갖고 있지 않기 때문에, 우리는 이 책이 일부 지침을 제공하고 독자가 자신에게 가장 적절한 운동을 쉽게 선택하도록 하기 위하여 특정한 순서로 이 책을 집필하였다.

프로그램의 구성에서 사용되는 둘째 및 셋째 전제는 약간 더 설명하기 쉽다. 운동선수들은 흔히 구체적인 훈련 목표가 있어야 한다는 둘째 전제를 무시하거나 잘못 이해한다. 이 경우에 훈련 목표는 골프 스윙 내내 효율적이고 효과적으로 움직이는 것이다. 사람들은 흔히 목표는 볼을 더 멀리 또는 보다 일관되게 치는 것이라고들 말하지만, 이들 목표는 그저 골프 스윙에서 잘 움직이는 몸을 만드는 것에 비해 부차적인 일이다. 볼을 더 멀리 치려는 목표는 좋은 것이지만, 그러한 목표를 가지면 대개 운동선수는 오로지 근력과 파워에만 중점을 두는 운동으로 훈련하고자 한다. 골프공을 잘 치는 능력은 대부분 신체가 얼마나 강한지가 아니라 얼마나 잘 움직이는지에 달려 있다. 골퍼가 자신의 몸을 골프 스윙 내내 효율적이고 효과적으로 움직이기 시작하면, 우리가 이 책에서 소개하는 운동을 선정하고 특정한 순서로 제시하는 이유를 이해할 수 있을 것이다.

프로그램의 구성에서 셋째 변수는 특정한 운동의 타이밍이다. 이에 대해서는 나중에 이 책에서 설명하겠지만, 이는 서로 다른 체력 훈련 프로그램이 언제 사용되느냐에 따라 그 적절성이 결정된다는 의미이다. 일부 프로그램은 오프시즌 훈련에 그리고 다른 일부는 경기 기간, 라운드 전, 또는 부상 후 재활에 가장 좋다. 이는 토너먼트에서 프로로 경기하거나 그러한 경기에 꾸준히 참가하는 골퍼에게 보다 중요해지는 전략이다. 그러나 모든 골퍼는 필요한 경우에 매주 운동을 변경하는 방법을 배워야 한다. 골퍼가 빅 토너먼트 하루 전에 하는 운동은 경기 한 달을 앞두고 하는 운동과 동일하지 않다.

프로그램의 구체적인 사례가 나중에 이 책에 포함되어 있다. 이들 프로그램은 이미 놀라울 정도의 신체 기량을 보유한 프로 골퍼들을 돕는 데 사용되었다. 각각의 프로그램은 선수마다 움직임의 장단점이 독특하기 때문에 서로 다르게 구성되었으며, 체력 훈련 프로그램의 목표와 타이밍도 평가했다. 당신은 최상위 골퍼들조차도 때로 그리고 종종 골프 경기력을 향상시키기 위해 주로 가동성, 균형과 고유수용감각 같은 신체 기량에 초점을 두어야 한다는 점을 알게 될 것이다.

체력 훈련 프로그램의 구성에 있어 첫째 단계는 적절한 워밍업이다. 제2장은 골프 라운드 또는 보다 집중적인 측면의 훈련을 위해 몸을 안전하고도 효과적으로 준비시키는 비교적 간단한 일부 운동들을 소개한다. 우리는 무엇이든 격렬한 활동을 하기 전에 완전한 워밍업을 포함시키도록 추천한다. 워밍업은 심박수와 호흡을 증가시키며, 이는 산소와 영양분을 조직에 공급하고 세포 노폐물을 제거하도록 몸을 준비시킨다. 또한 체온이 약간 증가하여 결합조직 내에서 보다 유동적인 환경을 촉진하며, 아울러 기타 많은 생리적 효과가 나타난다.

이와 같은 신체적 개선은 완전한 워밍업의 중요한 부분이나, 워밍업에서 가장 저평가되는 측면의 하나가 향후 도전에 대비하는 심리적 효과이다. 오늘날 삶은 아주 바쁘다. 우리는 대부분 정신적인 짐을 지고 피트니스 센터와 골프 코스로 간다. 학교, 직장 또는 가정 문제에 주의를 빼앗길 수도 있다. 워밍업은 생각을 가다듬고 다가올 과제에 집중하기에 아주 좋은 기회이다. 골퍼들이 PGA 투어 라운드 전 워밍업을 위해 피트니스 트레일러에 들를 때에는 흔히 훈련 과정 또는 골프만 빼고 온갖 이야기를 다 한다. 워밍업을 끝내고 트레일러를 나설 때쯤이면 그들은 압박감이 풀어지고 최고 수준으로 경기하기 위해 요구되는 집중력이 생긴다. 우리는 아마추어 골퍼들이 라운드 전 워밍업을 건너뛰고 피트니스 센터 운동광들이 신체 및 정신적으로 준비되기 전에 바로 집중적인 훈련에 뛰어드는 경우를 종종 본다. 이러한 경우에 골퍼는 몸과 마음이 코스의 요구에 맞춰 조정하는 가운데 첫 라운드를 허비할 수 있다. 그러면 코스와 피트니스 센터에서 모두 부상 가능성이 증가한다.

다음 단계는 이 책의 어느 운동을 먼저 당신의 프로그램에 포함시킬 수 있는지를 파악하는 것이다. 가동성이 주요 운동을 소개하는 장들 중 첫 번째 장(제3장)의 주제가 된 이유는 그것이 단연코 골퍼가 갖추어야 할 가장 중요한 신체 기량이기 때문이다. 트레이너, 치료사와 골퍼는 흔히 운동선수들이 안정성 또는 유연성을 더 많이 필요로 한다고 말하나, 일반적으로 더 많이 필요로 하는 것은 가동성이다. 가동성은 운동선수가 제어할 수 있는 가용한 가동범위이다. 본질적으로 가동성은 유연성을 안정화하는 능력이다. 어느 운동 또는 스포츠든 테크닉을 효과적이고 효율적으로 수행하려면 가동성을 먼저 갖추는 것이 필수적이다. 대부분의 시간을 가동성(제3장), 균형과 고유수용감각(제4장), 그리고 회전 저항과 감속(제5장)에 투자하면 대부분의 운동선수들이 장기적으로 최대의 성과를 맛볼 것이다. 이와 같은 장들의 운동을 서둘러 하고 근력 및 파워 운동을 다루는 장들로 넘어가는 흔한 실수를 피하도록 한다. 많은 사람이 이러한 뒤쪽 장들의 운동이 최대의 보상을 가져오리라고 생각하지만 흔히 결과는 그 반대이다. 초기의 시간과 노력을 신체 제어를 크게 기르는 데 집중하면 나머지 파워 및 근력 운동은 수행하기가 훨씬 더 쉬울 뿐만 아니라 한층 더 안전할 것이다.

우리는 워밍업(제2장)과 가동성(제3장)에 관한 장들의 운동을 모의 평가로 사용하도록 제안한다. 만일 당신이 이들 운동 중 많은 부분 또는 대부분을 수행하기가 어렵다면, 당신의 초기 프로그램은 전적으로 이들 운동에 집중해야 한다. 그렇지 않고 이들 운동의 대부분에 능숙하다면, 당신은 아마도 제4장과 제5장에서 소개하는 보다 복잡하고 어려운 운동을 당신의 프로그램에 포함시켜도 될 것이다. 통상적으로 일부 운동들은 수행하기가 아주 어려운 반면 다른 일부는 더 쉬울 것이다. 당신의 가동성 및 움직임 능력에서 약점을 발견하게 되면 그러한 약점이 정확히 당신이 노력해야 하는 부분이다. 일단 이들 운동에 능숙해지기 시작하면, 당신은 이 책의 뒤쪽 장들로 진행해도 된다.

운동선수 육성 프로그램을 만들기 위해 ≪골프 아나토미≫의 장들을 순서화한 외에, 우리는 각각의 장 내에서도 운동을 이전 운동의 기술과 경험을 기반으로 하도록 배치했다. 이는 당신의 특정한 요구에 맞는 프로그램을 만드는 데 도움이 될 것이다.

골프는 신체 활동의 증가와 사회적 상호작용을 촉진함으로써 건강한 생활 습관에 기여할 수 있는 훌륭한 스포츠이다. 우리는 ≪골프 아나토미≫가 코스에서 기능적 능력을 향상시키고 부상 및 불편 가능성을 감소시켜 골프의 즐거움을 증진시키길 진정으로 바란다. 그러나 보다 중요하게는 이 책이 코스에서 스코어의 개선을 가져오길 희망한다.

운동 전 워밍업
PREWORKOUT WARM-UP

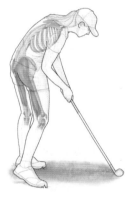

당신은 골프 라운드, 즉석 축구 경기 또는 피트니스 센터에서의 어려운 훈련 과정 중 어느 활동을 위해 준비하고 있든 적절한 워밍업을 포함시켜야 한다. 워밍업은 활동에 따라 다양할 수도 있지만 목표는 동일하다. 즉 모든 필요한 관절, 관련 근육 및 결합조직을 완전한 가동범위에 걸쳐 움직임의 다양한 면(plane)에서 움직여주는 것이다.

적절한 워밍업은 전신에 걸쳐 관절, 근육과 결합조직에 있는 기계적 수용기(mechanoreceptor, 접촉이나 압력 등 기계적 자극에 반응하는 수용기)를 활성화한다. 이들 기계적 수용기는 신체가 경험하고 있는 자세와 힘에 관한 상세한 정보를 뇌에 제공한다. 그러면 뇌는 이러한 정보를 해석하여 의도된 동작이 가장 잘 일어나도록 하는 데 필요한 움직임의 속도, 힘과 방향에 대해 결정을 내린다. 차가운 조직은 결합조직을 이루는 성분인 교질(膠質, colloid)의 성질로 인해 따뜻한 조직만큼 반응적이지 않다. 그러므로 워밍업이 동작을 위해 신체를 준비시키는 비결이며, 워밍업을 하면 기계적 수용기가 자극을 받아 뇌로 신호를 전달하기 시작해 뇌가 정확하고 신속하게 움직임을 일으키고 움직임에 반응할 수 있다. 관절을 완전한 가동범위로 그리고 움직임의 다양한 면에서 움직여주면 활성화되는 기계적 수용기의 수가 증가한다. 활성화된 기계적 수용기가 더 많을수록 뇌가 더 많은 정보를 받아 움직임의 성공 가능성이 커지고 부상위험이 줄어든다. 이러한 기능적 가동범위를 효과적으로 사용하는 운동선수의능력에 대해서는 가동성을 주제로 하는 제3장에서 다루게 되나, 그 이전에 완전한 가동범위를 위해 워밍업으로 각각의 관절 복합체(협력하는 일단의 관절들)를 준비시켜야 한다.

어느 운동선수든 진정한 목표는 관절 복합체들의 가동범위를 증가시키면서완전한 제어를 유지하는 것이어야 한다. 어느 운동선수에서든 가동성의 부족은 문제이지만 제어되지 않는 과도한 가동성도 마찬가지로 해롭다. 우리는 흔히 운동선수들에게 가동범위의 증가를 돕는 것이 우리의 일이라고 말하나, 그렇게 하고 나면 새로 성취한 움직임의 제어를 돕는 운동과 움직임 패턴을 즉각 처방한다. 일단 선수가 관절을 단축되고 신장된 자세에서 모두 작용시켜 이러한 중요한 관절 복합체들의 신체 자각을 기르고 운동 사슬을 활성화하면, 선수는 각각의 분절을 다관절의 전신 움직임으로 통합하기 시작할 수 있고 이러한 움직임은 선수의 운동 조절(motor control)에 가해지는 부하를 점진적으로증가시킨다.

워밍업의 진행

우리가 워밍업에 접근하는 방법은 골프를 위해 훈련하는 순서만큼이나 중요하다. 우리는 발로 시작하게 되는데, 발을 지면에 대야 하는 움직임을 성공적으로 수행하려면 반드시 이 부위가 잘 기능해야 하기 때문이다. 발은 우리의 몸을 지면에 고정하고 우리가 움직이게 되는 표면에 대한 피드백을 제공한다. 발과 발목의 근육과 결합조직(관절낭, 인대, 건과 근막)에는 기계적 수용기가 많다. 기계적 수용기는 신체가 균형과 신체 자각을 위해 사용하는 감각 수용체이다. 신체의 나머지 관절들은 주로 발과 발목의 기계적 수용기가 입수하는 정보의 결과에 따라 자세를 잡는다.

스쿼트와 같은 운동을 수행하지만 발과 발목에 필요한 가동성이 부족한 사람은 발과 발목에서 이러한 결핍을 보상하기 위해 엉덩이와 척추 등의 기타 관절에서 훨씬 더 큰 움직임을 요하게 된다. 이렇게 되면 부상 위험과 움직임을 완료할 수 없을 가능성이 크게 증가한다. 신체 운동 사슬의 통합을 요하는 보다 어렵고 힘든 과제를 시도하기 전에 각각의 관절 복합체가 최대의 능력으로 기능하도록 하는 것이 중요하다.

일단 발과 발목의 근육과 관절에 대해 워밍업을 하였으면, 우리는 운동 사슬을 따라 올라가 고관절의 가동범위와 제어를 증가시키는 데 집중하게 된다. 고관절의 가동범위가 적절하면 요추가 최적의 역할을 수행할 수 있다. 골퍼들이 요통 또는 요추 손상을 일으키는 가장 흔한 이유의 하나는 고관절 가동성의 손실, 특히 앞쪽(타깃 쪽) 고관절의 내회전 및 내전, 뒤쪽(타깃 반대쪽) 고관절의 외회전 및 외전과 양쪽 고관절의 신전이 부족한 것이다.

고관절이 횡으로 내회전과 외회전을 적절히 할 수 없으면 요추가 그 부족을 보완해 회전해야 할 것이다. 요추의 후관절(facet joint)들은 자동적으로 회전이 아니라 굴곡과 신전을 촉진하도록 위치한다. 과도한 회전이 일어나면 추간판에 가해지는 전단력(shear force)이 크게 증가해 추간판 섬유륜과 관절의 마모를 초래한다. 요추 신전과 회전은 골퍼에서 특히 뒤쪽(타깃 반대쪽) 후관절들에 스트레스를 증가시키는 것으로 나타났다. 발, 발목과 고관절에서 적절한 수준의 가동성을 유지하면 척추에 덜 의존하여 회전을 일으키게 되며, 골프 스윙을 보다 안정적으로 반복하고 부상 없이 더 오래 경기를 할 수 있을 것이다.

척추의 분절 움직임(segmentation)을 적절히 일으킬 수 없는 사람이 많다. 이는 천골 위로 있는 요추, 흉추와 경추의 24개 추골(척추뼈) 각각을 구분해 그리고 척추의 기타 관절과 함께 완전한 가동범위로 움직이는 능력을 말한다. 운동선수가 척추의 개별 분절들을 의도적으로 움직일 수 없으면 그 선수는 분절들을 블록 또는 그룹으로 함께 움직인다. 경첩 움직임(hinge movement)은 이웃한 분절에서 일어나는 움직임의 부족을 보상하기 위해 한 분절에서 일어나는 과도한 움직임을 말한다. 이러한 움직임은 척추의 그 부위에서 긴장을 증가시키고 움직임의 효율성을 떨어뜨린다.

중간 및 상부 흉추와 하부 요추가 분절적으로 움직이지 않고 대신 블록으로 움직이는 경우가 가장 흔하다. 아울러 신체의 변성 또는 관절염성 변화를 일으키는 주요 인자는 움직임의 부족이나 과도한 움직임이다. 한 관절이 움직이지 않으면(척추의 한 부위가 분절적으로 움직일 수 없으면) 관절염성 변화가 일어나는 것이 보이기 시작하는데, 신체가 더 이상 이러한 분절이 정상적인 일상 기능에 필요하다고 여기지 않기 때문이다.

개별 관절 복합체의 움직임에 노력을 기울인 후 선수는 관절들이 최대의 능력으로 움직이리라는 확신 속에 이러한 개별 관절 복합체들을 통합된 움직임에 포함시키기 시작할 수 있다. 우리는 먼저 제어된 움직임을 통해 이런 관절 복합체들의 통합을 시작하고, 그런 다음 여러 면에서 그리고 여러 범위 및 속도로 움직이는 보다 역동적인 움직임으로 진행한다. 이와 같은 워밍업과 관절 건강 단계를 완료하면 선수는 제3장의 보다 집중적인 가동성 단계로 넘어갈 준비가 되어 있을 것이다.

슈퍼플렉스 밴드 사용 발목 족배굴곡
Ankle Dorsiflexion Using Superflex Bands

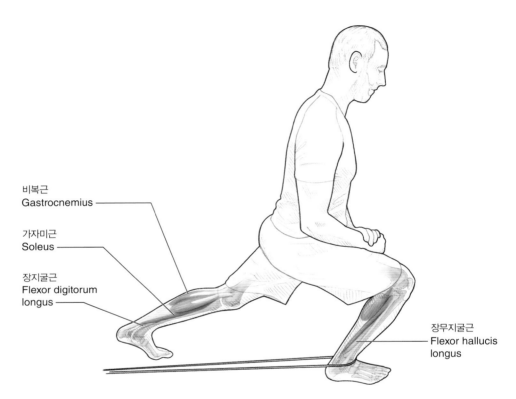

비복근
Gastrocnemius

가자미근
Soleus

장지굴근
Flexor digitorum
longus

장무지굴근
Flexor hallucis
longus

운동 방법

밴드의 한쪽 끝을 고정된 물체에 두르거나 묶는다. 다른 쪽 끝을 오른발의 발목 앞쪽 가장 아래 부위에 걸친다. 밴드를 고정시킨 물체에 대해 등을 돌려 밴드가 몸의 뒤에 있도록 한다. 오른발을 약간 앞쪽으로 둔 채 엇갈린 스탠스를 취한다. 고정점에서 충분히 멀리 떨어져 서서 밴드에서 중간 또는 강한 장력이 생기도록 한다. 오른쪽 무릎을 발가락 위로 가능한 한 멀리 앞쪽으로 밀되 최대 힘의 30%를 내는 상태에서 발뒤꿈치가 들리지 않도록 해야 한다. 이러한 자세를 60초 동안 유지한다. 무릎을 풀어 시작 자세로 되돌아간 다음 두 번째 반복을 수행한다. 좌측에서 반복한다.

관련근육

주동근육: 비복근, 가자미근, 아킬레스건

이차근육: 장무지굴근, 장지굴근

힙 90/90
Hip 90/90

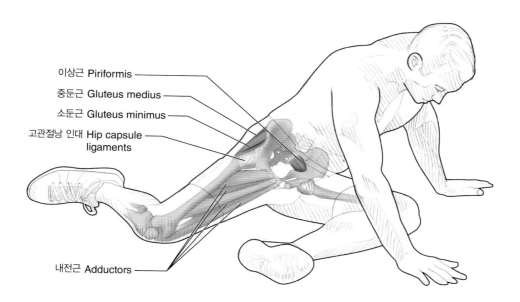

이상근 Piriformis
중둔근 Gluteus medius
소둔근 Gluteus minimus
고관절낭 인대 Hip capsule ligaments
내전근 Adductors

운동 방법

지면에 앉는다. 왼쪽 넓적다리를 몸의 앞쪽으로 내어 무릎을 90도로 구부리고 왼쪽 다리의 외측을 지면에 평평하게 댄다. 오른쪽 무릎을 90도로 구부리고 오른쪽 넓적다리와 무릎을 곧장 몸의 오른쪽으로 향하게 한다. 지지와 안정을 위해 왼손을 몸의 옆으로 지면에 댄다. 척추와 몸통을 골반과 정렬한다. 척추를 똑바로 세워 허리가 아니라 오른쪽 고관절에서 긴장을 느끼도록 한다. 대부분의 사람들에게 이는 척추가 다소 왼쪽으로 기우리라는 것을 의미한다. 오른쪽 둔근을 조여 오른쪽 엉덩이에서 압력을 느낄 때까지 그 엉덩이를 앞쪽으로 민다. 오른쪽 무릎, 정강이와 발목을 최대 힘의 30%를 내어 지면으로 민다(세 부위를 동등하게 민다). 이와 같은 압력을 60~90초 동안 유지한다. 몸을 이동시키지 않으면서 오른쪽 다리를 바닥에서 떼어놓아 오른쪽 정강이 아래의 압력을 줄이도록 한다. 이러한 자세를 15~20초 동안 유지한다. 다리를 바꾸고 반대쪽에서 반복한다.

관련근육

주동근육: 이상근, 중/소둔근, 고관절낭 인대
이차근육: 내전근(우측)

비둘기 자세
Pigeon Pose

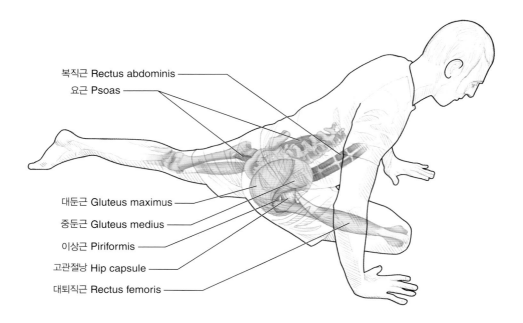

복직근 Rectus abdominis
요근 Psoas

대둔근 Gluteus maximus
중둔근 Gluteus medius
이상근 Piriformis
고관절낭 Hip capsule
대퇴직근 Rectus femoris

운동 방법

기어가는 자세에서 시작한다. 오른쪽 무릎을 앞쪽으로 밀어 넓적다리와 무릎을 바로 고관절 소켓의 앞쪽으로 두고 넓적다리의 외측이 지면에 닿아 있도록 한다. 오른발을 왼쪽 넓적다리 가까이로 편안히 둔다. 왼쪽 다리를 펴도록 한다. 골반을 수평으로 하고 정면으로 향하게 한 상태를 유지한다. 양손을 지면에 대고 몸통을 꼬리뼈에서 머리의 꼭대기까지 길게 유지한다. 오른쪽 엉덩이의 뒤쪽에서 중간 정도의 스트레칭을 느낄 때까지 고관절을 접는다. 오른쪽 넓적다리를 최대 압력의 30%를 가해 지면으로 누르되 몸통을 움직여서는 안 된다. 이러한 자세를 60초 동안 유지한다. 오른쪽 정강이를 지면에서 떼어놓으려 하되 몸통을 움직이지 않아야 한다. 정강이가 들릴 수 없겠지만 복근과 내측 대퇴 사이에 생기는 긴장을 느껴보도록 한다. 이와 같은 긴장을 15~30초 동안 유지한다. 반대쪽에서 반복한다.

관련근육

주동근육: 대요근(좌측), 고관절낭(우측), 이상근(우측), 대퇴방형근
이차근육: 대퇴직근, 복직근, 대/중둔근(우측)

삼각형 자세
Triangle Pose

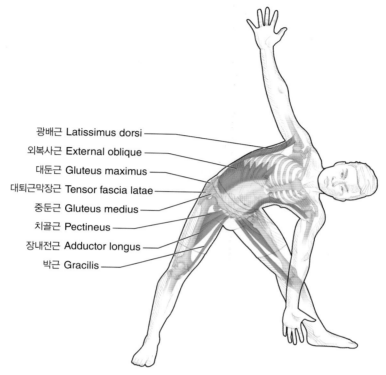

광배근 Latissimus dorsi
외복사근 External oblique
대둔근 Gluteus maximus
대퇴근막장근 Tensor fascia latae
중둔근 Gluteus medius
치골근 Pectineus
장내전근 Adductor longus
박근 Gracilis

운동 방법

양발을 90~120㎝로 벌리되 왼발을 앞으로 두고 전방으로 향하게 한 채 엇갈린 스탠스로 선다. 양팔을 곧장 몸의 양옆으로 들어 올려 지면과 평행하도록 한다. 왼쪽 무릎을 앞쪽으로 밀어 왼발과 정렬되도록 한다. 몸통을 회전시키기 위해 오른손을 위로 뻗으면서 왼손을 아래로 뻗는다. 회전 시 줄곧 오른손, 오른쪽 어깨, 왼쪽 어깨와 왼손을 서로 정렬한 상태를 유지한다. 천천히 왼쪽 무릎을 펴면서 회전을 지속한다. 몸통 회전을 지속할 수 있는 한도로만 무릎을 편다. 왼발로부터 지면으로 가해지는 압력을 유지하고 척추를 곧고 길게 유지하면서 이러한 자세를 최대 60초 동안 유지한다. 회전 동작을 거꾸로 해서 천천히 시작 자세로 되돌아간다. 반대쪽에서 반복한다.

관련근육

주동근육: 장내전근, 박근, 치골근, 광배근, 외복사근
이차근육: 대/중둔근, 대퇴근막장근

고양이와 낙타 분절 운동
Segmental Cat and Camel

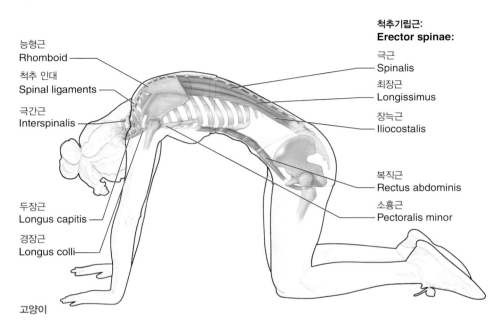

척추기립근:
Erector spinae:

능형근
Rhomboid

척추 인대
Spinal ligaments

극간근
Interspinalis

극근
Spinalis

최장근
Longissimus

장늑근
Iliocostalis

두장근
Longus capitis

경장근
Longus colli

복직근
Rectus abdominis

소흉근
Pectoralis minor

고양이

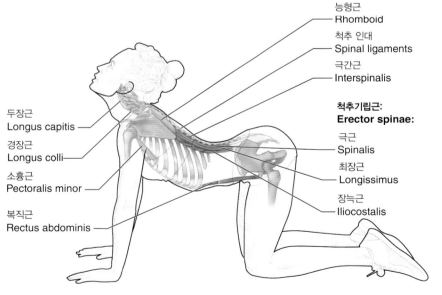

능형근
Rhomboid

척추 인대
Spinal ligaments

극간근
Interspinalis

척추기립근:
Erector spinae:

두장근
Longus capitis

경장근
Longus colli

소흉근
Pectoralis minor

복직근
Rectus abdominis

극근
Spinalis

최장근
Longissimus

장늑근
Iliocostalis

낙타

운동 방법

손과 무릎을 바닥에 댄 채 무릎을 꿇는다. 척추를 가능한 한 둥글게 만들어 등이 부드러운 곡선을 이루도록 하고 머리와 골반을 몸 아래에 밀어 넣어 척추 굴곡이 최대한 일어나게 한다. 골반이 몸 아래에 밀어 넣어진 상태를 유지하기 위해 중심부 근육 전체가 동원되는 것을 느낄 것이다. 이것이 고양이 자세이다. 이제 낙타 자세를 취하기 위해 척추의 나머지 부위를 둥글게 유지하면서 골반만 기울이도록 한다. 천천히 척추를 따라 올라가면서 한 번에 하나의 분절만 신전시키도록 한다. 하나의 추골을 바닥으로 당겨 그 추골이 잠기는 것처럼 느껴질 때까지 내린 후 다음 분절로 올라가는 식으로 하면 된다. 나머지 척추는 가능한 한 많이 굴곡된 상태를 유지한다. 일단 척추의 꼭대기에 이르렀으면, 턱이 밀어 넣어진 상태를 유지하면서 머리를 들어 올린다. 턱을 빼고 천장을 올려다보아 척추의 맨 꼭대기 분절을 움직인다. 천천히 단계를 역으로 밟아 시작 자세로 되돌아간다. 척추를 따라 오르내리는 고양이와 낙타 분절 운동은 자세 당 30초씩 한다. 3회 반복한다.

관련근육

주동근육: 척추기립근(극근, 최장근, 장늑근), 극간근, 척추 인대, 복직근

이차근육: 능형근, 소흉근, 경장근, 두장근

견갑골로 원 그리기
Scapular Circles

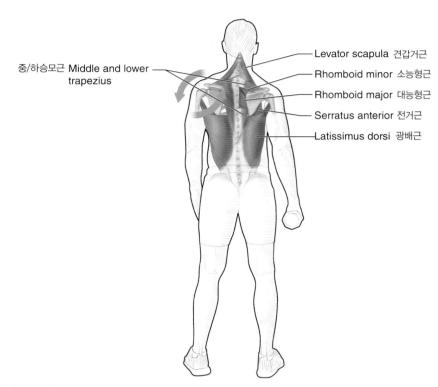

중/하승모근 Middle and lower trapezius

Levator scapula 견갑거근
Rhomboid minor 소능형근
Rhomboid major 대능형근
Serratus anterior 전거근
Latissimus dorsi 광배근

운동 방법

'오른쪽' 손에 작은 덤벨을 든 채 선다. 손을 가능한 한 힘껏 조여 덤벨을 꽉 쥐면서 다리와 중심부에서 긴장을 고조시키도록 한다. 이러한 긴장을 운동 내내 유지한다. 이 운동 중 움직이도록 허용되는 유일한 신체 부위는 '왼쪽' 견갑골이다. 천천히 왼쪽 견갑골을 둔부 쪽으로 가능한 한 많이 당겨 내린다. 이어 왼쪽 견갑골을 척추 쪽으로 당긴 다음, 견갑골이 척추 쪽으로 가능한 한 밀착되어 당겨진 상태를 유지하면서 견갑골을 귀 쪽으로 가능한 한 높이 밀어 올린다. 왼쪽 견갑골을 가능한 한 높이 유지하면서 견갑골을 척추에서 멀리 몸의 측면으로 내민다. 일단 견갑골이 척추에서 멀리 움직이면, 다시 둔부 쪽으로 당겨 내린다. 이러한 견갑골로 원 그리기 운동은 최소한 20초가 걸려야 한다. 5회 반복한 다음 반대쪽으로 바꾼다.

관련근육

주동근육: 대/소능형근, 전거근, 견갑하근, 견갑거근, 광배근, 중/하승모근

어깨를 위한 프로운 스위머
Prone Swimmers for Shoulders

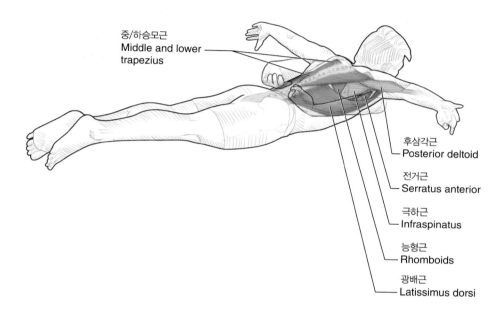

중/하승모근
Middle and lower trapezius

후삼각근
Posterior deltoid

전거근
Serratus anterior

극하근
Infraspinatus

능형근
Rhomboids

광배근
Latissimus dorsi

운동 방법

엎드려 양손을 손바닥이 위로 향하게 한 채 허리에 얹는다. 가슴 밑에 베개 또는 패드를 괴면 목을 척추의 나머지 부위와 정렬시킨 상태를 유지하기가 훨씬 더 쉬워질 수도 있다. 양쪽 견갑골 안쪽을 최대한 가까이 붙인다. 팔꿈치를 가능한 한 높이 들어 올린다. 손바닥을 천장 쪽으로 들어 올리고 팔꿈치를 편다. 손과 팔꿈치를 운동 내내 가능한 한 높이 유지한다. 천천히 팔을 몸의 양옆으로 벌리면서 내리기 시작한다. 팔이 어깨 높이쯤에 이르면 팔을 회전시켜 이번에는 손등이 천장 쪽으로 위를 향하도록 하면서 견갑골을 뒤로 그리고 아래로 둔부를 향해 당긴다. 이러한 자세를 10초 동안 유지한 다음 단계를 역으로 밟아 시작 자세로 되돌아간다. 2회 더 반복한다.

관련근육

주동근육: 능형근, 중/하승모근, 전거근, 광배근

이차근육: 극하근, 후삼각근

복근 플랭크
Abdominal Plank

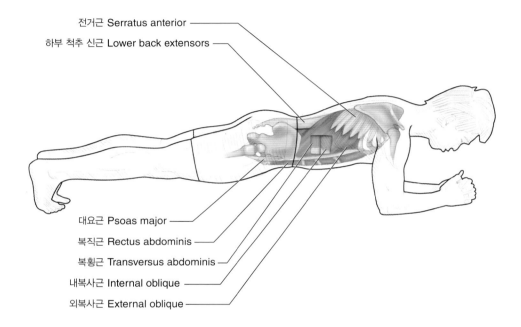

전거근 Serratus anterior

하부 척추 신근 Lower back extensors

대요근 Psoas major

복직근 Rectus abdominis

복횡근 Transversus abdominis

내복사근 Internal oblique

외복사근 External oblique

운동 방법

엎드려 양팔을 몸의 양옆 가까이서 구부린다. 전완과 발가락을 사용하여 몸을 지지해 지면에서 들어 올린다. 복근을 조이고 허리가 지면 쪽으로 처지지 않도록 척추를 곧게 유지한다. 팔꿈치는 어깨 아래에 있고 손바닥은 지면에 평평하게 대야 한다. 운동 중 계속해서 내려다보아 척추 전체가 곧게 펴지도록 한다. 자세를 유지하는 동안 호흡하는 것을 잊어서는 안 된다. 이러한 자세를 15~30초 동안 유지한다. 2회 또는 3회 반복한다.

관련근육

주동근육: 복횡근, 복직근, 내/외복사근

이차근육: 하부 척추 신근, 전거근, 대요근

한쪽 다리로 서서 고관절 굴곡과 슬관절 신전
Single-Leg Stance Hip Flexion and Knee Extension

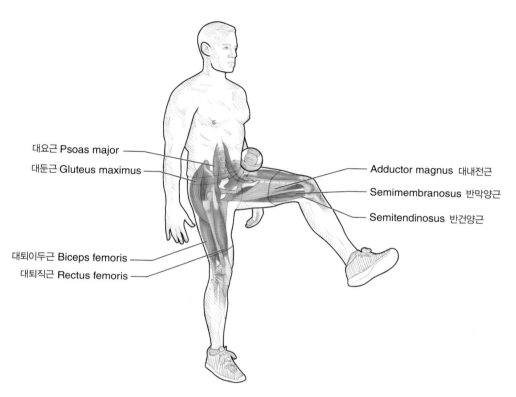

대요근 Psoas major
대둔근 Gluteus maximus
대퇴이두근 Biceps femoris
대퇴직근 Rectus femoris
Adductor magnus 대내전근
Semimembranosus 반막양근
Semitendinosus 반건양근

운동 방법

오른발로 선다. 가능한 한 오른쪽 무릎은 곧게, 척추는 길게 유지한다. 이는 이 운동에 좋은 자세이다. 작고 가벼운 볼을 왼쪽 넓적다리의 상단부와 왼쪽 하부 복근 사이에 둔다. 적절한 자세를 유지하는 가운데 무릎을 가능한 한 가슴 가까이로 당기면서 볼을 잡아두려 노력한다. 천천히 왼쪽 무릎을 펴면서 볼에 가해지는 압박을 유지한다. 무릎의 높이 또는 볼에 대한 압박을 잃기 시작할 때까지만 무릎을 편다. 무릎을 가능한 한 높이 당겨 올리고 있는 경우에는 무릎을 줄곧 펼 수 없을 것이다. 적절한 자세로 천천히 하는 슬관절 신전을 10~15회 시행한 다음 다리를 바꾼다.

관련근육

주동근육: 햄스트링(반건양근, 반막양근, 대퇴이두근), 대요근, 대퇴직근, 대둔근
이차근육: 대내전근

사이드 런지 3자세
Three-Position Side Lunge

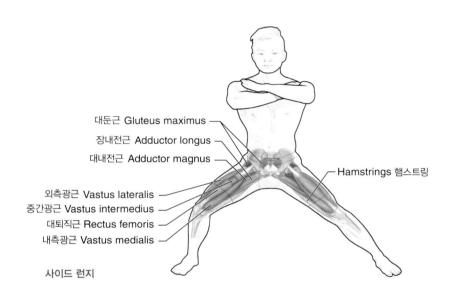

대둔근 Gluteus maximus
장내전근 Adductor longus
대내전근 Adductor magnus
외측광근 Vastus lateralis
중간광근 Vastus intermedius
대퇴직근 Rectus femoris
내측광근 Vastus medialis
Hamstrings 햄스트링

사이드 런지

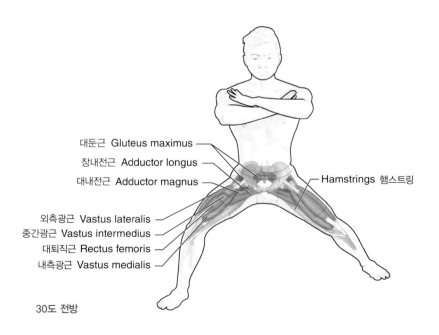

대둔근 Gluteus maximus
장내전근 Adductor longus
대내전근 Adductor magnus
외측광근 Vastus lateralis
중간광근 Vastus intermedius
대퇴직근 Rectus femoris
내측광근 Vastus medialis
Hamstrings 햄스트링

30도 전방

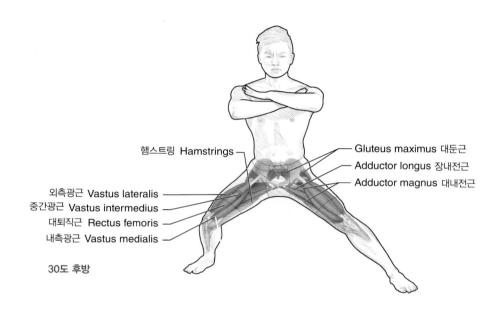

햄스트링 Hamstrings
Gluteus maximus 대둔근
Adductor longus 장내전근
Adductor magnus 대내전근
외측광근 Vastus lateralis
중간광근 Vastus intermedius
대퇴직근 Rectus femoris
내측광근 Vastus medialis

30도 후방

운동 방법

오른발을 지면에서 살짝 뗀 채 왼쪽 다리로 선다. 대략 어깨너비의 2배 길이로 오른발을 곧장 우측으로 내딛는다. 오른발로 지면을 디디면서 오른쪽 무릎을 측면으로 내밀어 오른발 위로 두고(무릎이 안으로 무너지지 않도록 한다) 엉덩이를 뒤와 아래로 민다. 왼쪽 무릎은 곧게 펴야 한다. 오른발을 지면으로 밀어 몸을 위로 몰아가고 시작 자세로 되돌아간다. 반복하되 이번에는 오른발을 곧장 측면으로 향하게 하는 대신 대략 30도 전방으로 내딛는다. 다시 반복하되 이번에는 원래의 방향보다 대략 30도 후방으로 내딛는다. 이러한 자세 각각을 5회 반복한 다음 반대쪽으로 바꾼다.

관련근육

주동근육: 장/대내전근, 대둔근, 대퇴사두근(대퇴직근, 외측/내측/중간광근)
이차근육: 햄스트링(반건양근, 반막양근, 대퇴이두근)

최적의 스윙 각도를 위한 가동성
MOBILITY FOR OPTIMAL SWING ANGLES

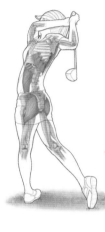

앞서 논의하였듯이 골프 스윙은 놀라운 가속과 감속 하에 신체의 모든 분절을 거의 완전한 가동범위에 걸쳐 제어해야 하는 복잡한 전신 움직임이다. 한 가지 흔한 오해는 대단한 볼 스트라이커들이 근력만으로 놀라운 스윙 스피드와 비거리를 낼 수 있다는 생각이다. 근력이 충분한 것은 분명 장점이지만 투어에서 최고의 볼 스트라이커들은 대부분 적당한 수준에서 평균 이상까지의 근력을 가지고 있다. 하지만 근력이 스윙에서 파워 생성의 유일한 결정요인은 아니다.

동등하거나 더 나은 근력으로 PGA 투어와 하위 투어에서 경기하는 많은 선수가 세계 최고의 선수들만큼 스윙 스피드 또는 비거리를 낼 수 없다. 최고의 볼 스트라이커들은 한 가지를 더 가지고 있다. 즉 그들은 필요한 가동범위로 몸을 고도로 제어하면서 움직인다. 이는 놀라운 가동성을 가능하게 하는 신경계 조절 능력을 보유한 결과이다.

가동성(mobility)은 제어할 수 있는 가동범위로, 개인이 요구되는 속도와 정확성을 가지고 내부 및 외부 힘에 저항하면서 하나 또는 일단의 관절 복합체를 움직일 수 있는 가동범위이다.

단순히 큰 가동범위로 움직이는 능력을 보유하는 것으로는 충분하지 않다. 가동성은 제어를 요하기 때문에 필수적인 요소이다. 예를 들어 개별 관절 복합체나 여러 관절 복합체들에서 가동범위가 크지만 그것을 제어하는 능력이 없다면 어떨까? 이러한 '허술한' 가동범위에서는 어떤 일이 일어날까? 제어할 수 없는 가동범위는 보유하지 않는 가동범위나 마찬가지이다. 그러한 신체는 움직임의 위치, 속도 또는 방향에 관한 정확한 정보를 얻을 수 없고 힘에 저항하거나 요구되는 방식으로 움직이는 데 필요한 힘을 생성할 수 없다.

하나의 관절 복합체, 즉 협력하는 일단의 관절들이 제어할 수 없는 가동범위는 유연성 구역(zone of flexibility)이라고 한다. 이와 같은 유연성 구역은 운동 역량의 현저한 손실이 있는 곳이다. 우리는 이러한 수동적 또는 제어할 수 없는 가동범위(유연성)가 큰 경우를 흔히 본다.

많은 요인이 가동성을 저해할 수 있다. 개별 관절 복합체 또는 여러 관절 복합체들이 요구되는 가동범위로 움직일 수 없으면, 운동선수가 요구되는 테크닉을 기르려 애써도 그 결과는 흔히 좌절감, 시간 낭비와 개선 부족이다. 이러한 움직임 역량의 부족, 즉 경직은 나이가 들면서 매우 흔하나, 아울러 급성장기 후 청소년에서 그리고 몸을 완전한 가동범위에 걸쳐 움직임의 여러 면에서 규칙적으로 움직여주지 않는 사람이라면 거의 모두에서 관찰된다. 가동범위의 부족은 해부학적 한계, 예로 변성 관절, 과사용 근육, 또는 신경계에 과부하가 걸리게 하고 한 관절에서 가용한 가동범위를 감소시키는 움직임 패턴 등에 기인할 수도 있다.

바람직한 가동범위에 못 미치도록 하는 것이 운동선수의 유연성 구역이 커서이든 또는 근긴장이 과도해서이든, 2가지 주요 요인으로 인해 운동선수는 이러한 움직임의 부족을 일으키기 쉽다.

첫째, 운동선수가 말초신경계의 감각기관(근육과 그 결합조직[관절낭, 인대, 건과 근막]에 있는 기계적 수용기)과 관절 복합체로부터 부정확한 정보를 받고 있는 것이다. 그 결과 말초신경계는 중추신경계(뇌와 척수)에 이러한 특정 관절 복합체에 관한 그리고 신체의 기타 분절들 또는 신체가 상호작용해야 하는 환경(지면, 골프 클럽 등)에 대한 그 관절 복합체의 상대적 위치에 관한 정확한 상황을 제공할 수 없다.

둘째, 운동선수에게 말초신경계가 중추신경계로 보낸 정보를 효과적으로 해석할 정도로 특정한 환경에서의 경험이 충분하지 않을 수도 있다. 말초신경계는 적절한 정보를 보내지만 중추신경계가 그러한 정보를 올바로 해석하여 요구되는 움직임을 일으킬 수 없는 것이다.

움직임에 사용되는 기계적 수용기는 눈에서 시각계를 위한 수용체에 비유된다. 눈의 수용체는 시야에 무엇이 있는지에 대한 정보를 받아 이러한 정보를 뇌에 제공해 뇌가 해석하게 한다. 마찬가지로 기계적 수용기는 신체의 물리적 환경에 대한 정보를 받아 이런 정보를 뇌로 보내 뇌가 해석하게 한다. 이는 신체 자각을 일으킨다.

운동선수의 신체가 몸의 자세에 대해 중추신경계에 부정확한 정보를 보내고 있든 또는 경험의 부족으로 인해 혼란스러운 움직임을 일으키는 명령을 내리고 있든, 결과는 동일하다. 골퍼는 요구되는 움직임을 일으킬 가능성이 적으며, 그에 따른 비구(ball flight)는 좌절감과 스코어의 악화를 초래할 것이다.

제3장에서 소개하는 운동은 신체의 나머지 부위와 그 환경에 대한 한 관절의 위치에 대해 말초신경이 보다 정확한 정보를 제공하는 능력을 증가시키도록 돕는다. 아울러 말초신경계가 제공하는 데이터를 사용해 중추신경이 여러 관절 복합체들이 통합되어 매끈하게 흐르는 움직임이 일어나도록 정확히 명령하는 능력에 역점을 두는 운동이 포함되어 있다.

이와 같은 능력은 골프 경기력에 극적인 영향을 미친다. 요구되는 가동범위로 필요한 제어를 이루며 몸을 움직일 수 있는 골퍼는 기하학과 물리학을 최대한으로 활용할 수 있어 최대로 가능한 클럽 헤드 스피드를 내고 최고의 제어로 일관되게 스피드를 반복할 수 있다. 이는 세계 최고의 볼 스트라이커들(더스틴 존슨, 로리 맥길로이, 헨릭 스텐손, 그레이엄 딜렛, 프란체스코 몰리나리, 렉시 톰슨, 수잔 페테르센 등)이 모두 누리는 독보적인 능력이다.

가동성은 골프에서 비거리를 늘릴 뿐만 아니라 정확성과 일관성을 향상시키면서 부상을 방지하는 데 중심적인 역할을 한다. 운동선수가 무거운 웨이트를 들어 올리는 능력보다는 골프 스윙 내내 특정한 각도와 움직임을 만들어내는 능력이 빠른 클럽 헤드 스피드의 생성에 더 영향을 미친다. 타이거 우즈는 골프 경력이 진행되면서 체형의 변화에 상관없이 늘 대단한 수준의 가동성을 마음대로 활용할 수 있었다. 젊고 호리호리한 22살 선수로서 그가 프로 투어에서 처음 선보인, 경기를 압도하는 놀라운 파워는 그의 근력으로 가능한 것이 아니었다. 그는 다리와 결국 허리 부상으로 시름하기 시작하였을 때까지 경력 내내 특히 엉덩이와 척추의 가동성을 유지했다.

또한 가동성은 골퍼가 임팩트 후 골프 클럽을 감속하도록 하는 데 핵심적인 요소이다. 골퍼가 각각의 관절에서 제어할 수 있는 가동범위가 더 클수록 관절과 연조직이 빠른 클럽 헤드 스피드를 감속할 수 있는 시간과 거리가 더 늘어난다. 이는 신체에 가해지는 스트레스가 줄고 부상 가능성이 감소하는 것이나 마찬가지이다.

아울러 골프 강습을 받아본 골퍼라면 누구나 지도자가 요구하는 자세로 자기 몸과 클럽을 지시에 따라 움직일 수 없어 좌절감을 맛보았을 것이다. 이렇게 지시대로 움직일 수 없는 것은 대개 의욕이 부족해서가 아니라 흔히 선수의 신체 내에서 가동성에 문제가 있어 일어나는 결과이다. 관절과 근육을 완전한 가동범위로 움직이는 능력에 한계가 있는 골퍼는 적절한 각도를 만드는 자세를 취할 수 없다. 물론 이는 골프 강사에게는 불만족스럽고 선수에게는 짜증나는 일이다.

신체의 어느 부위든 만족스러운 근력을 가지고 요구되는 가동범위로 기능하는 능력이 저하될 경우에 신체는 또 다른 부위를 사용해 이러한 저하된 움직임을 보상하려 한다. 예를 들어 고관절의 (내)회전이 부족하면 허리가 과도하게 회전해 보상한다. 허리에서 이와 같은 보상 움직임은 경기력을 떨어트리고(흔히 오버 더 톱 스윙 궤도를 그린다) 요추 손상의 가능성을 증가시킨다.

열정적인 모든 골퍼의 두 가지 주요 목표는 (1) 연령에 관계없이 원하는 만큼 오래 통증 없이 이 멋진 경기를 하는 것이고 (2) 경기 수준의 면에서 자신의 잠재력을 최대한 발휘하는 것이다. 이들 목표를 이루려면 골프 스윙으로 인해 선수가 부상을 입는 일은 없어야 한다. 적절한 가동성은 어느 수준의 골프를 하려 하든 해결되어야 하는 기본 변수이다(그림 3-1).

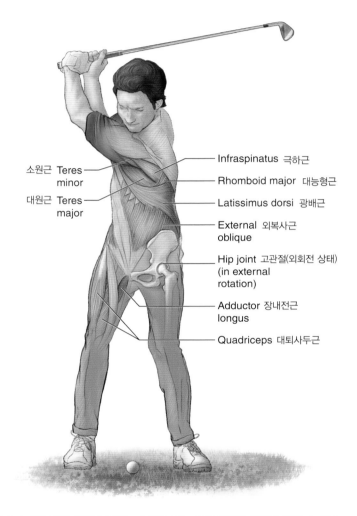

소원근 Teres minor

대원근 Teres major

Infraspinatus 극하근

Rhomboid major 대능형근

Latissimus dorsi 광배근

External 외복사근 oblique

Hip joint 고관절(외회전 상태) (in external rotation)

Adductor 장내전근 longus

Quadriceps 대퇴사두근

그림 3-1. 가동성이 뛰어난 골퍼는 스윙을 하는 동안 적절한 각도를 만들 수 있다.

PGA 투어 선수든 또는 아마추어 골퍼든 우리가 운영하는 시설에서 골퍼들을 검사해보면 종종 가동성 문제를 확인할 수 있다. 선수들의 몸에서 기능적 가동범위가 제한된 부위가 있으면 흔히 보상적 움직임을 일으키고 이는 인근 근육과 관절에 반응성 스트레스를 초래한다. 왜냐하면 신체는 가동범위가 제한된 부위에서 부족해진 움직임을 보상하려 하기 때문이다. 최상위 프로 골퍼들의 경우에 신체 기능의 제한은 엄청난 금전적 손실과 부상을 가져올 수 있다.

프로 골퍼들이 자신의 지도자와는 비효율적인 스윙을 바로잡을 수 없어 최후의 수단으로 우리 시설에 들르는 경우가 흔하다. 만일 선수가 상당한 시간과 노력을 기울여 골프 스윙 테크닉에 변화를 주려고 하였지만 별로 성공을 거두지 못하였다면, 가장 흔한 원인은 신체의 가동성 제한이다. 골퍼들을 검사해보면 움직임의 제한이 골퍼가 스윙에 특정한 변화를 주는 능력의 부재와 직접 관련되어 있는 경우가 흔하다. 일단 골퍼가 움직임의 결핍을 바로잡으면, 스윙의 변화는 쉽게 성공적으로 이루어진다.

이번 장은 보통의 선수에게 골프 스윙에 요구되는 가동범위를 향상시킬 뿐만 아니라 가동범위 전반에 걸쳐 기능적 근력도 증가시키는 움직임을 가르쳐준다. 이 장에 소개된 운동을 살펴보면 우리들 대부분이 그동안 책, 비디오 또는 피트니스 센터 수업을 통해 배워온 전통적인 스트레칭과 다르다는 점을 알게 된다. 전통적인 스트레칭 운동은 말초신경계의 기계적 수용기가 감지하는 정보의 정확성도(그 결과 신체 자각의 개선도 없다), 중추신경계가 보다 정확한 움직임을 명령하는 능력도 증가시키지 못한다. 이 둘은 골프 경기력의 개선에 필수적인 요소이다.

등척성 고관절 굴근 스트레칭 홀드 (햄스트링 활성화)
Isometric Hip Flexor Stretch Hold (Hamstring Activation)

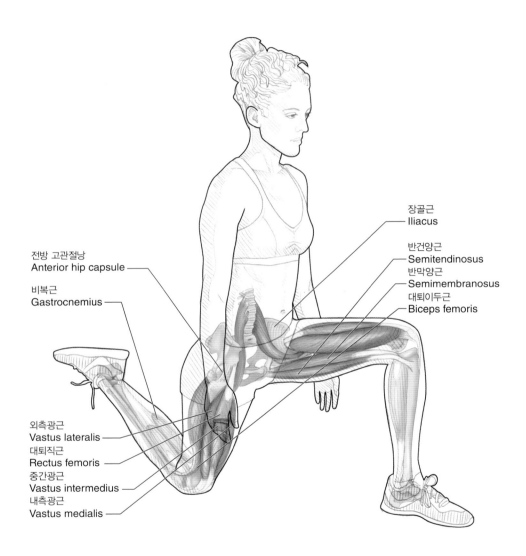

장골근
Iliacus

전방 고관절낭
Anterior hip capsule

반건양근
Semitendinosus

반막양근
Semimembranosus

비복근
Gastrocnemius

대퇴이두근
Biceps femoris

외측광근
Vastus lateralis

대퇴직근
Rectus femoris

중간광근
Vastus intermedius

내측광근
Vastus medialis

운동 방법

1. 오른쪽 무릎을 내린 채 무릎 꿇은 런지 자세를 취한다.

2. 햄스트링을 사용해 오른쪽 발뒤꿈치를 둔부 쪽으로 적극 당기면서 오른쪽 엉덩이를 아래와 앞으로 민다.

3. 가동범위의 끝에서 자세를 60초 동안 유지하면서 경련의 가능성이 있음에도 끝까지 버텨본다.

4. 처음에는 최소한의 힘을 사용하여 오른발을 지면에서 들어 올려 햄스트링의 경련을 막을 필요가 종종 있다. 경련은 이 운동의 정상적인 부분이나, 버텨낼 수 있는 경미한 경련은 극복해야 한다. 근력이 길러지고 신경계의 조절 능력이 향상되면서 더 많은 힘을 사용할 수 있을 것이다.

5. 양쪽을 번갈아 시행하고 한 쪽 당 1회 더 반복한다.

관련근육

주동근육: 햄스트링(반건양근, 반막양근, 대퇴이두근), 대퇴사두근(대퇴직근, 외측/내측/중간광근), 요근

이차근육: 전방 고관절낭, 장골근, 비복근

골프 포커스

능동적 관절 가동범위(active range of motion)의 끝부분에서 햄스트링을 강화하는 것은 골퍼만이 아니라 모든 사람에게 중요하다. 약한 둔근에 대한 보상으로 대퇴사두근과 요근이 과다 사용되는 경우가 너무 흔하다. 이 경우에 고관절 신전 대신 고관절 굴곡이 흔히 사용되며, 이는 고관절 신전의 가동범위를 제한한다. 고관절 신전의 범위가 제한되고 둔근과 햄스트링이 약하면 골프 스윙의 종료 자세로 접근하면서 엉덩이를 앞쪽으로 밀기가 어려워진다. 이 운동은 엉덩이의 앞쪽에 있는 조직을 펼치면서 햄스트링과 둔근을 강화하도록 도우므로, 다리와 엉덩이의 뒤쪽에 있는 강한 근육을 보다 효과적으로 활용하도록 한다.

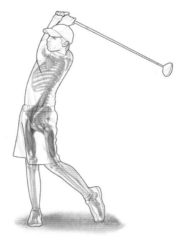

개구리 자세 등척성 내전과 외전 운동
Combat Frog Isometrics for Adduction and Abduction

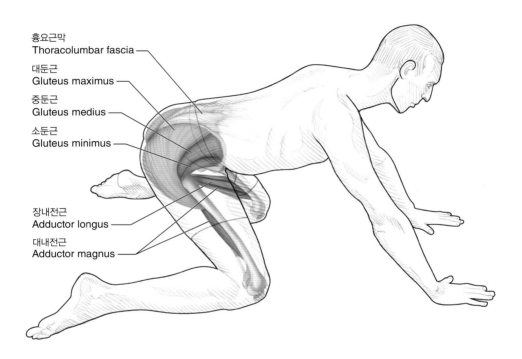

흉요근막
Thoracolumbar fascia

대둔근
Gluteus maximus

중둔근
Gluteus medius

소둔근
Gluteus minimus

장내전근
Adductor longus

대내전근
Adductor magnus

운동 방법

1. 무릎을 최소한 엉덩이 너비의 1.5배로 벌린 채 기어가는 자세를 취한다. 양발은 무릎보다 약간 더 넓게 벌려야 한다.

2. 천천히 골반을 뒤로 발뒤꿈치 사이로 밀되 골반이 더 이상 밀리지 않을 때까지 민다. 운동 내내 척추를 꼬리뼈에서 머리의 꼭대기까지 길게 유지한다.

3. 무릎을 지면으로 밀어 내리고 당겨 모으려 함으로써 내전근의 등척성 수축을 일으킨다. 무릎은 지면 때문에 실제로는 움직이지 않을 것이나, 무릎을 움직이려 하기 위함이다. 골반은 뒤로 민 상태를 계속 유지한다. 이러한 등척성 수축을 60초 동안 유지한다.

4. 다음으로 골반이 뒤로 밀리고 척추가 길게 펴진 상태를 유지하면서 둔근을 사용해 무릎을 밀어 더욱 벌리려 한다. 이러한 등척성 수축을 60초 동안 유지한다.

관련근육

주동근육: 장/대내전근, 중/소둔근, 고관절낭

이차근육: 흉요근막, 대둔근, 내/외폐쇄근, 이상근

골프 포커스

최장타자들은 다운스윙을 할 때 앞쪽 다리에서 당기면서 뒤쪽 다리에서 미는 대단한 과제를 수행한다. 이러한 당기는 움직임은 상당 부분 앞쪽(타깃 쪽) 다리에서 내측 대퇴를 따라 가는 내전근에 의해 일어난다. 중둔근, 소둔근과 대둔근은 주로 뒤쪽 다리에서 미는 움직임을 수행한다. 불행히도 뒤쪽 다리의 내전근이 흔히 과다 사용되며, 이와 같은 긴장은 완전한 고관절 외전을 막고 둔근에서 파워 생성의 누출을 초래한다. 개구리 자세 등척성 내전과 외전 운동은 내전근을 신장시키고 강화하면서 고관절 외전의 끝 범위에서 둔근이 강화되도록 한다.

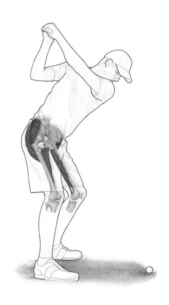

90/90 다리 전환
90/90 Transition

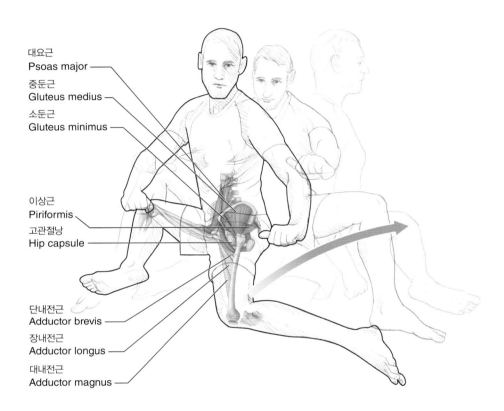

대요근
Psoas major

중둔근
Gluteus medius

소둔근
Gluteus minimus

이상근
Piriformis

고관절낭
Hip capsule

단내전근
Adductor brevis

장내전근
Adductor longus

대내전근
Adductor magnus

운동 방법

1. 지면에 앉는다. 양쪽 무릎을 90도로 구부려 왼쪽 넓적다리를 몸통의 왼쪽으로, 오른쪽 넓적다리를 정면으로 향하게 한다.

2. 왼쪽 무릎을 천장 쪽으로 위로 회전시키되 발볼과 발가락(발뒤꿈치가 아니라)을 통해 움직인다. 왼쪽 무릎이 더 이상 올라갈 수 없을 때까지 오른쪽 무릎을 지면으로 밀어 내린 상태를 유지한다.

3. 왼쪽 무릎이 더 이상 움직일 수 없을 때 오른쪽 무릎을 지면에서 떼도록 한다. 왼쪽 무릎을 왼쪽으로 회전시키면서 그 무릎이 지면에 닿을 때까지 오른쪽 무릎이 따라가게 한다. 오른쪽 무릎이 호를 그리는 움직임을 마치고 지면에 닿도록 한다.

4. 종료 자세는 시작 자세로부터 양쪽 넓적다리가 향하는 방향이 90도씩 전환되어 그 방향이 서로 뒤바뀐 90/90 자세이어야 한다(오른쪽 넓적다리가 몸통의 오른쪽을, 왼쪽 넓적다리가 정면을 향한다). 오른쪽 고관절의 회전으로 주도해 반대쪽으로 움직이면서 반복한다.
5. 한 쪽 당 5~10회 반복한다.

관련근육

주동근육: 이상근, 중/소둔근, 대요근, 고관절낭 인대
이차근육: 장/단/대내전근

골프 포커스

고관절의 내회전 또는 외회전이 제한되어 있는 선수들이 많다. 고관절의 가동범위 제한이라면 대부분 스윙에서 임팩트 및 팔로우 스루 부분에 초점을 두지만, 뒤쪽 고관절의 내회전 또는 앞쪽 고관절의 외회전에 제한이 있으면 선수가 이룰 수 있는 백스윙 자세를 현저히 변경시킬 수 있다. 뒤쪽 고관절의 내회전에 제한이 있으면 골퍼가 백스윙에서 엉덩이와 골반을 타깃 반대쪽으로 회전시키지 못할 것이다. 이는 뒤쪽 다리를 과도하게 펴거나, 골반을 회전시키는 대신 흔들거나 측면으로 밀거나, 허리에 의존해 회전하거나, 또는 백스윙의 정점을 향하면서 양팔을 몸에서 멀리 들어 올리는 등 여러 보상 움직임을 초래할 수 있다. 90/90 다리 전환 운동은 골퍼에게 엉덩이가 움직일 수 있는 가동범위를 제어하는 법을 배우도록 도와준다. 그러면 백스윙에서 힘을 싣는 동작(loading)이 더 쉽고 보다 재현 가능하며 임팩트에서 팔로우 스루까지 엉덩이의 움직임이 더 자유로워질 것이다.

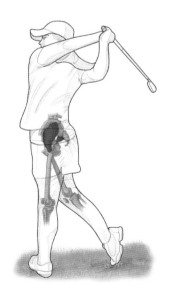

한쪽 팔 펀치와 반대쪽 팔 당기기
Single-Arm Punch With Opposite Arm Pull

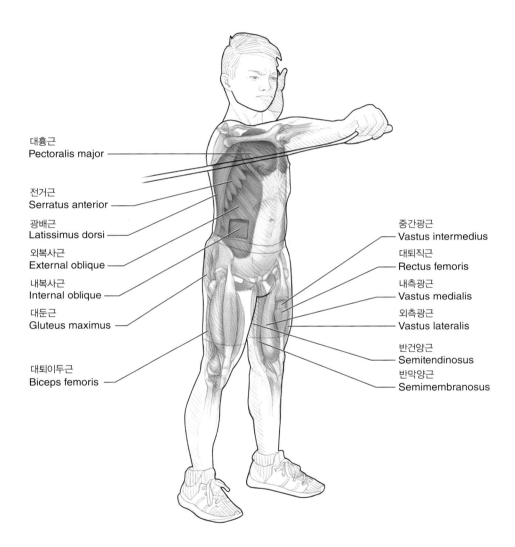

대흉근
Pectoralis major

전거근
Serratus anterior

광배근
Latissimus dorsi

외복사근
External oblique

내복사근
Internal oblique

대둔근
Gluteus maximus

대퇴이두근
Biceps femoris

중간광근
Vastus intermedius

대퇴직근
Rectus femoris

내측광근
Vastus medialis

외측광근
Vastus lateralis

반건양근
Semitendinosus

반막양근
Semimembranosus

운동 방법

1. 튜빙 또는 케이블을 가슴 높이로 부착한다. 튜빙의 손잡이를 오른손으로 잡고 부착부의 반대쪽을 향해 선다. 전완을 지면과 평행하게 한 채 오른손을 오른쪽 어깨 옆으로 가져간다. 왼손을 머리 뒤로 둔다. 이것이 시작 자세이다.

2. 양발을 지면에 고정시켜 엉덩이와 골반의 안정성을 키운다. 이렇게 하기 위해서는 양발을 지면으로 민 다음 발의 외회전을 일으키려 한다. 지면으로 가해지는 하향 압력으로 인해 양발이 실제로 회전 하기는 불가능하겠으나(양발은 계속해서 정면을 향할 것이다), 양발의 아래 족궁이 뚜렷한 아치를 그려야 한다. 이 운동 중 골반은 내내 앞쪽으로 향해야 한다.

3. 오른손을 앞쪽으로 펀치하고 오른쪽 팔꿈치를 펴면서 왼쪽 팔꿈치를 뒤로 당긴다. 오른손을 가능한 한 앞쪽으로 멀리 밀면서 왼쪽 팔꿈치를 가능한 한 몸 뒤로 멀리 회전시키도록 한다. 골반을 움직여 서는 안 된다. 왼쪽 팔꿈치와 오른손은 가능한 한 서로 멀리 떨어져야 한다.

4. 천천히 시작 자세로 되돌아가고 8~15회 반복한다. 양쪽을 번갈아 시행한다.

관련근육

주동근육: 광배근, 중/하승모근, 대흉근, 전거근, 내/외복사근

이차근육: 대둔근, 대퇴사두근(대퇴직근, 외측/내측/중간광근), 햄스트링(반건양근, 반막양근, 대퇴이두근)

골프 포커스

많은 운동선수에게 타깃 쪽을 당기는 움직임과 뒤쪽에서 미는 움직임을 조화시키는 것은 어려운 일이 다. 이러한 조화가 이루어지면 훨씬 더 효과적으로 파워가 생성된다. 앞쪽 팔에서 당기는 움직임은 몸 통 회전을 일으키도록 돕고 몸을 타깃 쪽 발로 몰아가 임팩트가 일어나도록 한다. 골퍼가 타깃 쪽에서 당기는 움직임을 동반하지 않은 채 뒤쪽에서 미는 움직임에 의존하면 회전축이 정체되고 골퍼의 체중 이 보다 뒤쪽에 머문 채 임팩트가 이루어진다. 오로지 뒤쪽 상체를 미는 움직임에만 의존하는 골퍼들 에서는 회전 대신 측면으로 밀리는 움직임을 흔히 보게 된다.

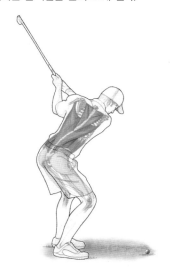

로우디드 비스트 자세에서 척추 파동
Spine Wave From Loaded Beast

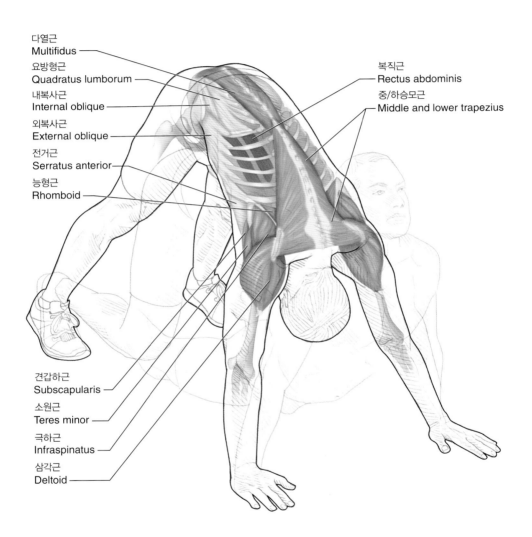

다열근
Multifidus

요방형근
Quadratus lumborum

내복사근
Internal oblique

외복사근
External oblique

전거근
Serratus anterior

능형근
Rhomboid

복직근
Rectus abdominis

중/하승모근
Middle and lower trapezius

견갑하근
Subscapularis

소원근
Teres minor

극하근
Infraspinatus

삼각근
Deltoid

운동 방법

1. 손, 무릎과 발가락을 지면에 댄 채 시작한다. 엉덩이를 발뒤꿈치 쪽으로 뒤로 밀고 팔을 곧게 유지한다.

2. 무릎을 지면에서 2.5~5㎝ 들어 올린다. 이것이 로우디드 비스트(loaded beast, 덤벼들려는 야수) 자세이다.

3. 발가락에 힘을 주면서 엉덩이를 공중으로 높이 들어 올린다. 팔을 곧게 유지하며, 머리를 양팔 사이에 둔 채 발 쪽을 바라본다.

4. 고양이와 낙타 분절 운동의 움직임과 비슷하게 척추의 하부에서 상부까지 각각의 척추 분절을 천천히 굴곡시킨다. 이러한 척추 분절 굴곡을 마치면 척추가 둥근 푸시업 자세가 될 것이다.

5. 척추의 하부에서 상부까지 각각의 척추 분절을 천천히 신전시킨다. 일단 척추의 꼭대기에 이르면 머리를 뒤로 기울이고 올려다본다. 이러한 척추 분절 신전을 마치면 위를 향하는 도그(dog) 자세가 될 것이다.

6. 목을 다시 굴곡시키고 내려다본 다음 척추의 상부에서 하부까지 움직이면서 각각의 척추 분절을 굴곡시킨다.

7. 엉덩이가 공중으로 높이 들린 자세로 되돌아간 다음 다시 로우디드 비스트 자세를 취한다.

8. 2~5회 반복하되 각각의 반복에 20~30초가 걸리도록 한다.

관련근육

주동근육: 다열근, 척추관절낭, 삼각근, 능형근, 회전근개(극하근, 극상근, 견갑하근, 소원근), 복직근, 중/하승모근

이차근육: 내/외복사근, 전거근, 요방형근

골프 포커스

척추를 분절해 굴곡과 신전을 일으키는 능력이 있으면 골퍼는 힘을 보다 효과적으로 분배하고 일관된 움직임을 일으킬 수 있다. 이는 척추의 어느 한 분절에서 스트레스의 축적을 최소화하고 마모 손상의 위험을 감소시킨다. 아울러 어깨를 완전한 범위의 외회전으로 움직이는 능력은(백스윙의 정점에서[뒤쪽 팔]와 팔로우 스루의 감속 단계에서[앞쪽 팔] 매우 중요) 흉추를 신전시킬 수 있느냐와 견갑골을 늑골 위에서 적절히 움직일 수 있느냐에 달려 있다. 흉추가 굴곡된 자세로 머물러 있으면 견갑골이 보다 전방으로 기울어진 위치로 자리하게 된다. 이는 견갑골의 관절 표면을 앞쪽과 아래쪽으로 기울이고, 이에 따라 어깨관절(상완와관절, glenohumeral joint)에서 가용한 외회전이 줄어들 것이다. 흉추 신전이 증가하면 견갑골과 그 관절 표면의 위치가 개선되어 어깨의 외회전이 향상될 것이다.

게 자세에서 팔 뻗기
Arm Reach From Crab

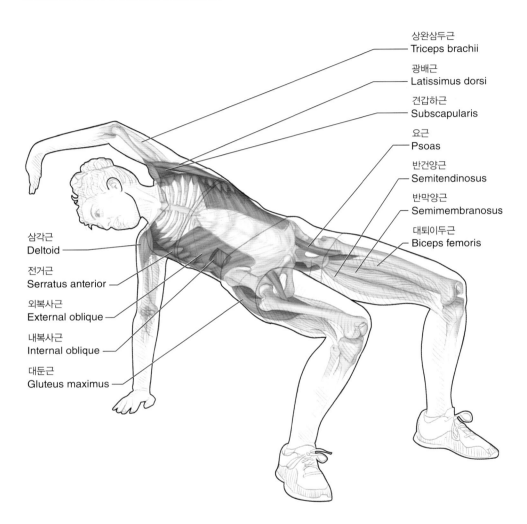

상완삼두근
Triceps brachii

광배근
Latissimus dorsi

견갑하근
Subscapularis

요근
Psoas

반건양근
Semitendinosus

반막양근
Semimembranosus

대퇴이두근
Biceps femoris

삼각근
Deltoid

전거근
Serratus anterior

외복사근
External oblique

내복사근
Internal oblique

대둔근
Gluteus maximus

운동 방법

1. 지면에 앉아 양쪽 무릎을 약 90도로 구부려 양발을 지면에 댄다. 양손을 몸의 뒤로 두어 팔꿈치를 펴고 손가락이 몸의 반대쪽을 향하게 한다. 가슴을 내어 유지하고 견갑골을 아래와 뒤로 내린다.
2. 엉덩이를 지면에서 약 2.5㎝ 들어 올린다. 그런 다음 왼팔을 팔꿈치를 구부린 채 몸의 앞쪽으로 내민다.
3. 오른쪽 어깨를 통해 회전하고 왼손을 머리 위 오른쪽으로 뻗으면서 엉덩이를 가능한 한 높이 추켜 올린다.

4. 오른손을 내려다보고 2~3번 호흡하면서 이러한 자세를 유지한다.

5. 구부러진 팔꿈치를 몸의 앞쪽으로 되돌리고 동작을 거꾸로 해서 시작 자세로 되돌아간다.

6. 반대쪽에서 반복한다. 양쪽을 번갈아 3~4회 반복한다.

관련근육

주동근육: 대둔근, 내/외복사근, 전거근, 요근, 삼각근, 회전근개(극하근, 극상근, 견갑하근, 소원근), 광배근

이차근육: 햄스트링(반건양근, 반막양근, 대퇴이두근), 상완삼두근

골프 포커스

고관절 굴근, 복사근과 광배근의 가동성이 충분하면 골퍼는 백스윙의 정점에서 앞쪽 팔을 곧게 가슴을 가로질러 위치시킨 자세를 취할 수 있다. 그러면 또한 골퍼는 팔로우 스루에서 엉덩이와 골반을 자유로이 신전시키면서 척추, 특히 요추에 최소한의 스트레스를 가한 채 완전한 가동범위로 감속을 이룰 수 있다. 놀랍게도 클럽과 몸을 모두 감속하는 능력의 증가는 흔히 클럽 헤드 스피드의 증가를 촉진한다. 제어 가능한 가동범위가 증가해 제동 구역이 커지면 이러한 스피드의 증가가 가능하다.

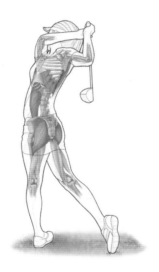

로우디드 비스트 자세에서 전갈 뻗기
Scorpion Reach From Loaded Beast

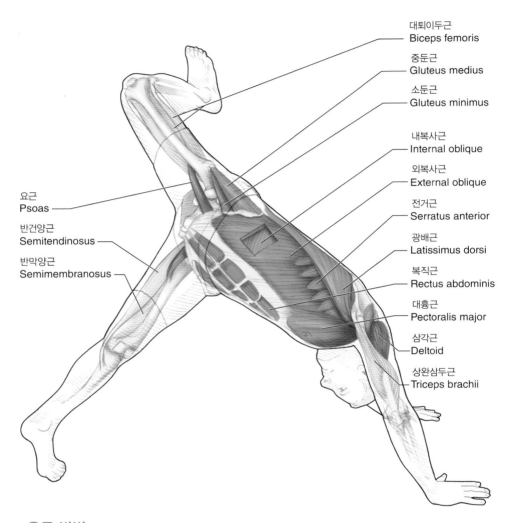

대퇴이두근
Biceps femoris

중둔근
Gluteus medius

소둔근
Gluteus minimus

내복사근
Internal oblique

외복사근
External oblique

전거근
Serratus anterior

광배근
Latissimus dorsi

복직근
Rectus abdominis

대흉근
Pectoralis major

삼각근
Deltoid

상완삼두근
Triceps brachii

요근
Psoas

반건양근
Semitendinosus

반막양근
Semimembranosus

운동 방법

1. 손, 무릎과 발가락을 지면에 댄 채 시작한다. 엉덩이를 발뒤꿈치 쪽으로 뒤로 밀고 팔을 곧게 유지한다.

2. 무릎을 지면에서 2.5~5㎝ 들어 올린다. 이것이 로우디드 비스트(loaded beast) 자세이다.

3. 오른발을 지면에서 들어 올린다. 로우디드 비스트 자세에서 몸을 앞쪽으로 옮겨 푸시업 자세를 취하고 구부러진 오른쪽 무릎을 왼쪽 팔꿈치 쪽으로 당긴다. 오른쪽 무릎이 구부러진 상태를 유지하면서 오른쪽 엉덩이를 회전시켜 가능한 한 많이 오른쪽으로 연다.

4. 계속해서 오른쪽 엉덩이를 열고 왼쪽 발가락과 양손을 통해 밀어 오른쪽 무릎을 천장 쪽으로 움직인다.

5. 3번 호흡하면서 이러한 자세를 유지하고 천천히 동작을 거꾸로 하여 시작 자세로 되돌아간다.

6. 반대쪽에서 반복하며, 양쪽을 번갈아 3~8회 반복한다.

관련근육

주동근육: 요근, 복직근, 전거근, 대흉근, 삼각근, 내/외복사근, 중/소둔근, 다열근, 척추기립근(극근, 최장근, 장늑근), 광배근

이차근육: 햄스트링(반건양근, 반막양근, 대퇴이두근), 이상근, 상완삼두근, 중/하승모근

골프 포커스

많은 골퍼가 다운스윙을 시작할 때 골반과 상체를 분리해 움직이기가 힘들다. 이는 가동성 또는 운동 조절이 부족한 결과일 수도 있다. 전갈 뻗기가 훌륭한 운동인 것은 골퍼에게 골반을 몸통으로부터 분리하는 법을 가르쳐주고 무엇보다도 복사근, 요근, 대퇴직근과 광배근의 가동성을 증가시킬 수 있다는 점이다. 아울러 이러한 운동은 견갑골 및 고관절 안정근의 근력을 기르도록 도와주고 상부 흉추의 신전 그리고 흉추와 늑추관절(costovertebral joint)의 회전을 향상시키는데, 이들은 모두 효율적이고 강력한 골프 스윙에 매우 중요하다.

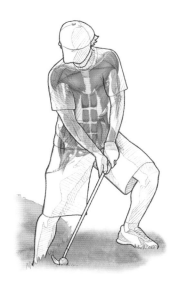

비스트-크랩-비스트 전환 운동
Beast to Crab to Beast Flow

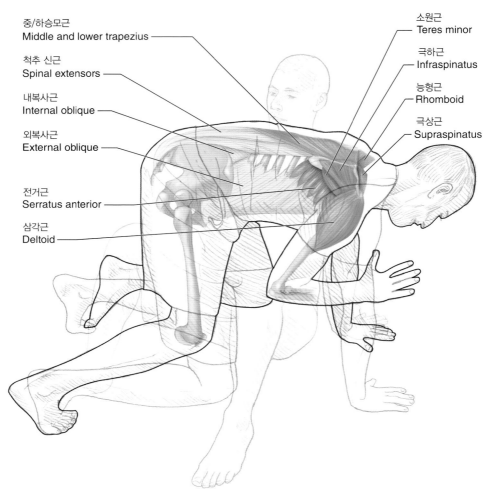

중/하승모근
Middle and lower trapezius

척추 신근
Spinal extensors

내복사근
Internal oblique

외복사근
External oblique

전거근
Serratus anterior

삼각근
Deltoid

소원근
Teres minor

극하근
Infraspinatus

능형근
Rhomboid

극상근
Supraspinatus

운동 방법

1. 무릎을 배꼽 아래에 둔 채 기어가는 자세로 시작한다. 발가락에 힘을 주어 몸을 들어 올려 무릎을 지면에서 2.5~5cm 뗀다.

2. 가슴을 똑바로 유지하면서, 오른팔과 왼쪽 다리를 들어 올리고 오른쪽 발가락과 왼손으로 균형을 잡으면서 들어 올린 다리와 팔의 무릎과 팔꿈치를 모은다. 오른쪽 발가락을 회전축으로 해서 몸 전체를 줄곧 오른쪽으로 회전시켜 가슴이 위로 향하고, 양발과 양손이 모두 지면에 닿으며, 둔부가 지면에서

2.5~5cm 떨어지도록 한다.

3. 왼팔과 오른쪽 다리를 들어 올리고 그 팔꿈치와 무릎을 모은다. 왼쪽 발가락을 회전축으로 해서 몸을 다시 오른쪽으로 회전시켜 시작 자세에 이르도록 한다.

4. 반복하되 반대 방향으로 움직인다.

5. 1세트당 6~8회 반복하며, 2~3세트 수행한다.

관련근육

주동근육: 회전근개(극하근, 극상근, 견갑하근, 소원근), 능형근, 중/하승모근, 전거근, 삼각근

이차근육: 척추 신근, 내/외복사근

골프 포커스

골프 스윙에서는 어깨관절(상완와관절), 견갑골, 늑골과 척추가 거의 최대의 가동범위로 움직여야 한다. 예를 들어 오른손잡이 골퍼의 경우에 이상적으로는 백스윙에서 우측 늑추관절(costovertebral joint)을 후방으로 회전시키면서 우측 추간관절(intervertebral joint)을 신전시키고 후방 회전시킬 것이다. 우측 견갑골은 하강(depression, 아래로 당기기) 및 후인(retraction, 뒤로 당기기)이 되면서 상완와관절은 외회전, 굴곡 및 외전이 될 것이다. 다운스윙과 팔로우 스루에서는 이러한 움직임이 반대로 일어난다. 추간관절은 굴곡되고 전방으로 회전되며, 늑추관절은 늑골의 전방 회전을 허용하고, 견갑골은 전인(protraction, 앞으로 내밀기) 및 상승(elevation, 위로 올리기)이 되며, 상완와관절은 내전 및 내회전이 된다. 좌측에서는 백스윙과 팔로우 스루에서 모두 위와 거의 정확히 반대의 움직임이 일어날 것이다. 비스트-크랩-비스트 전환 운동은 이러한 연결 움직임들을 이루도록 돕고 스윙의 모든 측면에서 몸통과 상지(어깨와 팔)의 보다 정확한 움직임을 가능하게 한다.

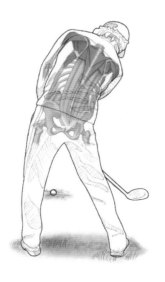

코삭 스쿼트
Cossack Squat

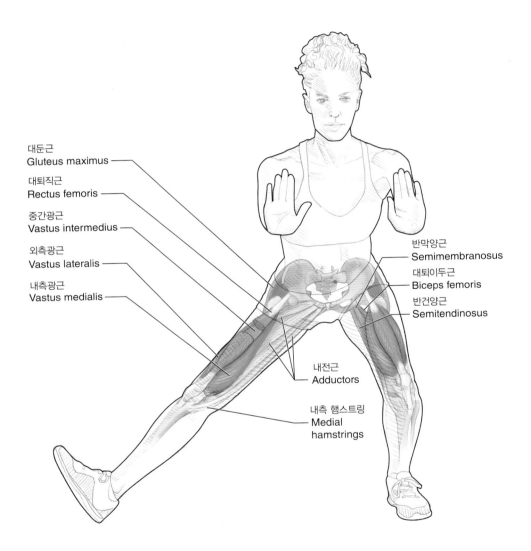

대둔근
Gluteus maximus

대퇴직근
Rectus femoris

중간광근
Vastus intermedius

외측광근
Vastus lateralis

내측광근
Vastus medialis

반막양근
Semimembranosus

대퇴이두근
Biceps femoris

반건양근
Semitendinosus

내전근
Adductors

내측 햄스트링
Medial
hamstrings

운동 방법

1. 양발을 어깨너비의 2배로 벌리고 약간 바깥으로 돌린 채 선다.

2. 오른발을 천장으로 향하게 해서 그 발뒤꿈치로 몸의 균형을 잡는다. 균형을 위해 양손을 곧장 몸의 앞쪽으로 내민다.

3. 뒤로 스쿼트 자세를 취하고 오른쪽 다리를 곧게 유지하면서 왼쪽 무릎을 왼쪽으로 민다. 몸을 가능한 한 낮추되 척추를 가능한 한 길고 곧게 유지한다.

4. 2~3번 호흡하면서 몸을 낮춘 자세를 유지한다. 그런 다음 시작 자세로 되돌아간다.

5. 5~8회 반복하고 반대쪽으로 바꾼다.

관련근육

주동근육: 대둔근, 대퇴사두근(대퇴직근, 외측/내측/중간광근), 햄스트링(반건양근, 반막양근, 대퇴이두근)

이차근육: 내전근(편 다리), 내측 햄스트링(편 다리)

골프 포커스

백스윙에서 뒤쪽 엉덩이에 힘을 실은 다음 뒤쪽 발밑의 지면 압력을 이용해 효율적으로 에너지를 생성하여 다운스윙에 파워를 싣는 능력은 드라이버 샷으로 볼을 멀리 날리는 비결이다. 코삭 스쿼트 운동은 엉덩이와 둔근에 효과적으로 힘을 싣도록 요하며, 발이 어떻게 지면과 상호작용하여 다리의 나머지 부위를 위치시키는지 그리고 지면으로부터 위로 에너지의 효율적인 전달을 지지하는지를 인식하도록 돕는다. 이 운동은 정상적인 백스윙의 경우보다 현저히 더 큰 발목관절 족배굴곡, 고관절 굴곡, 균형 및 신체 제어를 요한다. 코삭 스쿼트 운동은 백스윙의 정점에서 다운스윙으로 강력한 전환을 이루는 데 필요한 신경계의 조절 능력을 기르도록 도와준다. 또한 이 운동은 몸을 낮추는 움직임을 하는 동안 편 다리에서 내전근군의 신장성 수축(eccentric contraction)을 요한다. 이는 신체가 다운스윙으로의 전환을 준비하는 백스윙의 마지막 단계에서 내전근군에 요구되는 작용과 동일하다(비록 정도는 덜 하지만). 내전근이 신장성으로 수축해 신장될 수 있으면 타깃 쪽 무릎(오른손잡이 골퍼에서 왼쪽 무릎)이 백스윙하는 동안 안으로 무너질 필요가 없으며, 왼쪽 및 오른쪽 무릎 사이에 더 많은 공간이 유지될 수 있다.

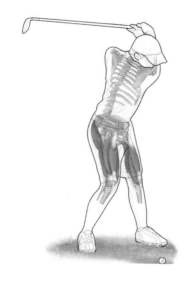

가동성을 위한 리버스 오프너
Reverse Opener for Mobility

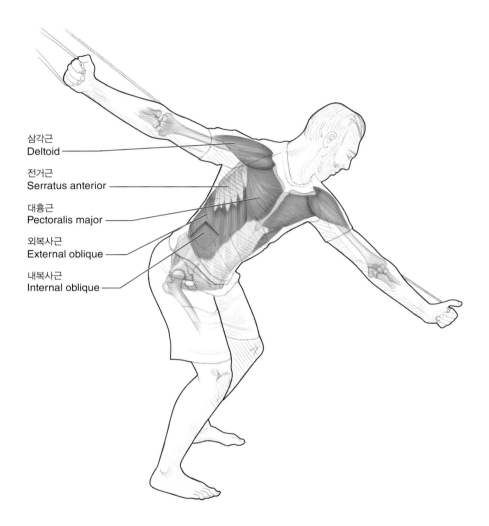

삼각근
Deltoid

전거근
Serratus anterior

대흉근
Pectoralis major

외복사근
External oblique

내복사근
Internal oblique

운동 방법

1. 튜빙을 몸 뒤와 머리 위로 있는 고정된 물체에 부착한다. 튜빙을 양손에 쥐고 튜빙 고정부의 반대쪽을 향하며 손바닥을 서로 마주하게 한 채 골프 어드레스 자세를 취한다. 앞쪽으로 내딛어 밴드에 장력이 생기게 한다. 이것이 시작 자세이다.

2. 오른쪽 팔꿈치를 곧게 유지하면서 오른팔을 백스윙 자세의 정상으로 회전시키고 동시에 편 왼팔을 앞쪽으로 민다(오른손잡이 골퍼의 경우).

3. 오른팔을 가동범위의 끝부분으로 회전시키면서 척추의 각도를 유지한다.

4. 시작 자세로 되돌아가고 반대쪽 팔로 반복한다.

5. 8~10회 반복한다.

관련근육

주동근육: 대흉근, 회전근개(극하근, 극상근, 견갑하근, 소원근), 삼각근, 내/외복사근, 중/하승모근

이차근육: 전거근, 능형근

골프 포커스

다운스윙에서 다리는 중심부를 통해 팔로 전달되는 파워를 생성한다. 이러한 에너지가 어깨 복합체에 이를 때 견갑골을 안정화하는 근육이 강하고 중심부의 근육과 협력해 작용하는 것이 중요하다. 가동성을 위한 리버스 오프너 운동은 중심부 및 어깨 안정근을 동시에 강화하도록 돕는다. 튜빙의 사용은 어깨 및 중심부 안정성을 향상시켜 지면으로부터 생성된 파워가 몸통을 통해 임팩트 직전에 팔로 전달되도록 도와주는 훌륭한 방법이다. 아래 그림을 보면 타깃 쪽 견갑골이 다운스윙을 시작할 때 내려진 위치를 유지하고 있는 것을 알 수 있다. 이러한 자세는 스윙 내내 어깨의 적절한 안정화 및 가동화를 가능하게 해서 최대의 에너지 전달이 일어나게 한다.

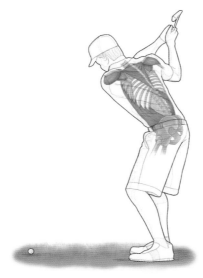

월 엔젤
Wall Angel

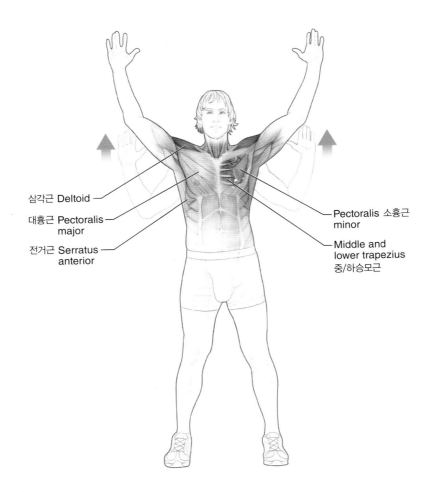

삼각근 Deltoid

대흉근 Pectoralis
major

전거근 Serratus
anterior

Pectoralis 소흉근
minor

Middle and
lower trapezius
중/하승모근

운동 방법

1. 등과 머리를 벽에 평평하게 대고, 무릎을 구부리며, 양발을 벽에서 30㎝ 정도 앞에 둔 채 선다.
2. 팔꿈치를 구부리고 팔꿈치와 손목을 벽에 평평하게 댄다.
3. 등과 머리를 벽에 댄 상태를 유지하면서 천천히 양팔을 벽 위로 올리되 팔꿈치나 손목이 벽에서 떨어지지 않도록 한다. 운동 내내 흉곽이 상승되거나 들리지 않도록 한다.
4. 양팔을 시작 자세로 되돌리고 10~20회 반복한다.

관련근육

주동근육: 삼각근, 중/하승모근

이차근육: 대/소흉근, 전거근

골프 포커스

골프 스윙의 움직임에서는 신체의 특정 부위가 안정되면서 다른 부위는 움직여야 한다. 팔은 모든 스윙에서 큰 가동범위로 움직여야 하며, 이는 몸통의 상대적인 안정 속에 이루어져야 한다. 등 상부가 앞쪽으로 과도하게 구부러지는 경향이 있으면 어깨 움직임이 제한되어 스윙 실수가 일어날 것이다. 월 엔젤운동은 척추가 안정되고 똑바로 세워진 자세를 유지하는 가운데 어깨의 가동성과 근력을 훈련시키도록 도와준다. 이는 골프 스윙의 요구사항을 반영하는데, 상체 자세가 적절해야 어깨 움직임이 최적화될뿐만 아니라 스윙 내내 척추 전체에 걸쳐 회전이 향상된다. 일단 이 운동을 과도한 긴장 없이 할 수 있으면, 골프 스윙에서 적절한 각도를 잡기가 훨씬 더 쉬워질 것이다. 이에 따라 결국 더 좋고 보다 일관된 타구가 나오고 아울러 부상 위험이 감소한다.

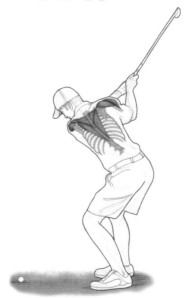

응용운동 바로 누워 월 엔젤
Supine Wall Angel

월 엔젤이 자신에게 너무 어렵다고 판단될 경우에는 이 운동을 바로 누워 무릎을 살짝 구부리고 양발을 바닥에 댄 채 수행한다. 이렇게 하면 중력이라는 요소가 제외되어 운동이 약간 더 쉬워진다.

효율적인 에너지 전달을 위한 균형과 고유수용감각 훈련
BALANCE AND PROPRIOCEPTION TRAINING FOR EFFICIENT ENERGY TRANSFER

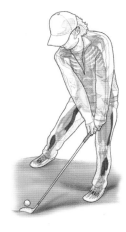

훌륭한 볼 스트라이커는 한결같이 각각의 신체 분절을 제어하는 능력이 있지만 자신이 볼을 치고 있는 지면도 고려해야 한다. 이 마지막 요소는 아마도 균형과 고유수용감각에서 가장 덜 인식되는 측면일 것이다. 대부분의 기타 스포츠 활동과 비교할 때 골프의 차이점들 중 하나는 골퍼가 경기하는 그린 표면의 경사, 단단함 또는 유형을 예측하기가 불가능하다는 것이다. 축구, 미식축구, 럭비, 크리켓, 야구, 스쿼시, 테니스와 하키 등과 같은 종목에서는 운동선수가 시합 내내 경사가 동일하면서(평탄함) 유형과 단단함도 동일한 표면에서 경기하리라고 기대한다.

골퍼가 골프 라운드 중 라이가 평탄하리라 확신할 수 있는 유일한 시점은 각각의 홀을 시작하기 위해 볼을 티에 얹는 순간이다. 볼이 티를 떠난 후 골퍼는 볼이 어떻게 튕기고 어떠한 환경에 처하는지에 따라 다음 샷을 위한 체위와 셋업을 결정한다. 볼은 벙커의 오르막 또는 내리막 비탈이나 언덕의 비탈에 떨어질 수도 있다. 오거스타(Augusta)와 같은 코스에서 경기할 때에는 퍼트를 하는 표면을 포함해 골프 코스 어디에도 평탄한 라이는 없을 것이다. 이 점에 있어 골프와 맞먹는 두 가지 스포츠를 꼽자면 산악 사이클링과 트레일 러닝일 수도 있다.

흔히 18홀 내내 상승과 경사의 변화가 심한 코스에서 주요 선수권을 거머쥐는 선수들은 대개 체력 및 움직임 훈련, 특히 발의 기능에 역점을 둔다. 이는 코스가 이례적으로 평탄한 세인트앤드루스와 힐튼헤드 같은 코스에서 경기할 때에는 그리 중요하지 않을 수도 있으나, 기타 거의 모든 코스에서는 매우 중요하다. 코스가 경사지면 골퍼는 발목관절에서 다양한 각도의 족배굴곡과 족저굴곡을 만든 채 셋업을 해야 한다. 때로 골퍼는 어느 정도 한쪽 발목에서는 족배굴곡, 다른 쪽에서는 족저굴곡을 요하게 된다. 이것이 중요한 이유는 발목관절의 각도 변화가 신체의 운동 사슬을 따라 줄곧 위로 정렬과 관절 위치를 변화시킬 것이기 때문이다.

이와 같은 차이를 이해하기 위해 두께 5㎝, 폭 10㎝ 정도 크기의 목재를 발뒤꿈치 아래에 두고 볼에 어드레스 해본다. 그런 다음 같은 목재를 발가락 아래에 두고 동일하게 해본다. 그러면 무릎, 엉덩이, 요추와 흉추의 각도가 모두 변화한다는 점을 알게 될 것이다. 이번에는 한쪽 발의 발가락을 같은 목재에 그리고 반대쪽 발의 발뒤꿈치를 동일한 크기의 또 다른 목재에 올려놓고 볼에 어드레스 해본다. 이들 스탠스 각각은 신체와 신체가 움직이는 능력에 영향을 미친다.

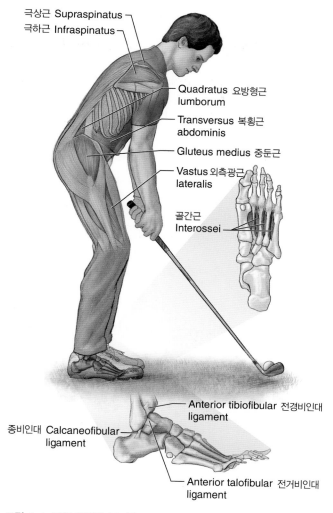

극상근 Supraspinatus
극하근 Infraspinatus

Quadratus 요방형근
lumborum

Transversus 복횡근
abdominis

Gluteus medius 중둔근

Vastus 외측광근
lateralis

골간근
Interossei

Anterior tibiofibular 전경비인대
ligament

종비인대 Calcaneofibular
ligament

Anterior talofibular 전거비인대
ligament

그림 4-1. 균형 유지에 중요한 중심부 및 발의 근육.
균형은 골퍼가 무게중심을 지지기반 위에 유지하는 과정이다.

운동선수의 발과 발목은 쉽게 자세를 잡고 제어할 수 있어야 하고, 신체의 나머지 부위에 정확한 정보를 제공할 수 있어야 스윙 내내 적절한 자세가 나오고 유지될 수 있다. 이는 고도의 운동 조절(motor control)을 요하며, 운동 조절은 우연히 생기는 것이 아니다. 운동 조절은 훈련 프로그램의 계획적인 부분으로, 어느 프로그램 구성에서든 고려되어야 하는 부분이다. 훈련 프로그램에는 발목과 발의 의도적인 활성화 및 움직임을 요하는 요소가 있어야 하며, 아울러 우리가 신체의 기타 부위 또는 외부의 영향(움직이는 볼, 다른 운동선수 등)에 초점을 두는 동안 발과 발목이 기능하도록 요하는 요소가 있어야 한다.

우리는 발과 발목의 결합조직, 근육과 관절을 필요에 따라 작용하도록 준비시켜야 하며, 신체의 기타 부위는 발이 하고 있는 움직임에 맞춰 조정할 수 있어야 한다(그림 4-1). 발과 발목이 기타 신체 부위와 소통하고 최적으로 기능하면 활동이 실제보다 훨씬 더 쉬워 보이게 하는 우아하고 효율적인 수준의 움직임이 나온다. 체조선수, 무용수와 피겨 스케이팅 선수는 모두 부드러우면서도 제어된 움직임을 보여준다.

대단한 균형 및 고유수용감각 능력이 있어야 로리 맥길로이처럼 볼을 350야드나 때리면서도 균형과 제어 속에 스윙을 마무리하고, 미식축구 러닝 백(공격수)인 배리 샌더스와 아드리안 피터슨처럼 놀라운 각도로 방향을 바꾸고는 즉시 몸을 지지기반 위에 두어 상대 진영으로 달리며, 펠레, 마라도나, 메시 또는 호날두처럼 축구공을 다룰 수 있다.

더 큰 제어 속에 발을 움직이는 능력을 향상시키는 운동들이 우리의 훈련 프로그램에서 성별, 스포츠, 연령 또는 경험에 상관없이 모든 운동선수에게 기본이 되는 구성요소의 하나이다. 발에는 기계적 수용기(mechanoreceptor)가 놀라울 정도로 많은데, 전신에 걸쳐 존재하는 이 감각기관은 신체가 신체의 나머지 부위 및 환경과 관련해 어떻게 위치하는지에 관해 피드백을 제공한다. 또한 기계적 수용기는 신체가 늘 경험하고 있는 힘의 양과 방향에 관한 정보를 전달한다. 이러한 기계적 수용기를 일관되게 자극하는 방식으로 신체를 사용하지 않으면 이 감각기관의 기능이 최소화되며, 그 결과 덜 정확한 감각 정보가 전달되고 결국 덜 바람직한 움직임이 일어나 경기력이 타격을 받는다.

우리는 태어난 지 얼마 안 돼 신발과 양말을 신는다. 이는 손에 벙어리장갑을 끼거나 한쪽 눈에 안대를 대는 것과 마찬가지이다. 일주일만이라도 우성(優性)인 쪽 손에 벙어리장갑을 착용하면 그 손을 정확히 움직이고 제어하는 능력이 상당히 저해될 것이다. 마찬가지로 오랫동안 눈에 안대를 착용하면 눈을 제어하는 근육이 크게 영향을 받아 그 눈의 시력이 저하될 것이다.

체력 훈련을 통해 기계적 수용기를 의도적으로 자극하면 신발과 양말이 발과 발목에 있는 이들 수용기에 미치는 부정적 영향을 막을 수 있다. 이 장은 발과 발목의 제어를 향상시킨 다음 점진적으로 몸을 더 포함시켜 결국 요구되는 다양한 각도와 힘으로 전신을 제어할 수 있도록 구성되어 있다. 우리가 보다 복잡한 다관절 및 전신 운동으로 넘어갈 때쯤이면 발과 발목의 제어를 향상시키는 것은 염두에 둘 필요가 없는 일이 될 것이다. 이러한 제어가 갖추어져 있으면 훈련 프로그램과 스포츠 활동에서 모두 운동 수행능력의 개선을 기대할 수 있다.

엄지발가락 올리기
Big Toe Raise

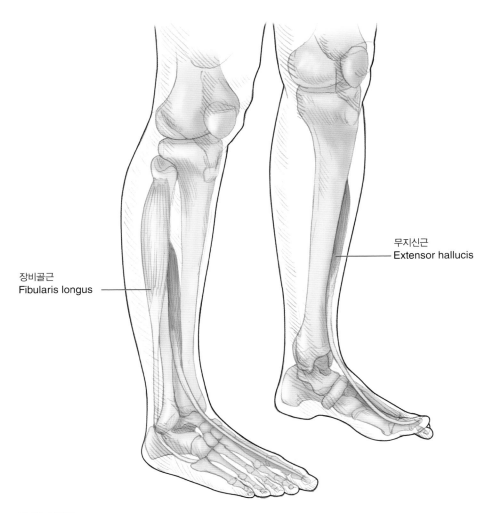

장비골근
Fibularis longus

무지신근
Extensor hallucis

운동 방법

1. 신발과 양말을 벗고 대부분의 체중을 오른발에 실은 채 선다.

2. 왼쪽 엄지발가락을 지면에서 들어 올리되 나머지 발가락들은 들어 올리지 않는다. 엄지발가락만 들 어올리기가 곤란해도 좌절하지 말라. 이는 많은 사람에게 처음에 매우 어려울 것이나, 몇 주 후면 가 장 완강한 엄지발가락조차 들리기 시작할 것이다.

3. 시작 자세로 되돌아가고 반복한다.
4. 발 당 20회 반복한다.

관련근육

주동근육: 장무지신근

이차근육: 장비골근

골프 포커스

당신이 하고 있는 스포츠 또는 활동과 상관없이 충분한 엄지발가락 신전은 무엇보다 중요하다. 걷기에서는 최대 40도의 엄지발가락 신전이 이루어져야 완전한 발목 족저굴곡 및 고관절 신전이 일어난다. 많은 사람이 엄지발가락을 미는 데 애를 먹는데, 엄지발가락의 가동범위가 충분하지 않거나 가용한 가동범위를 활용하는 신경계의 조절 능력이 부족하기 때문이다. 엄지발가락의 신전이 부족하면 운동선수는 발의 횡축 대신 경사축을 사용해야 하며, 그 결과 허리에서 회전이 현저히 더 많이 일어날 수 있다. 허리의 회전은 이 부위의 척추에서 디스크 손상을 초래하는 요인 중 하나이다.

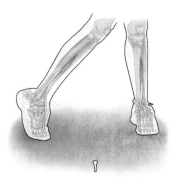

![응용운동] **보조 엄지발가락 올리기**
Assisted Big Toe Raise

앞의 운동을 수행하기가 어려울 경우에는 오른발을 앞쪽으로 둔 채 무릎 꿇은 런지 자세로 시작한다. 손을 사용하여 엄지발가락만 빼고 오른발의 나머지 발가락들을 모두 지면으로 누른다. 나머지 발가락들을 누르면서 엄지발가락 올리기 운동을 수행해 이러한 움직임이 나아지도록 한다.

발 회내와 회외
Foot Pronation and Supination

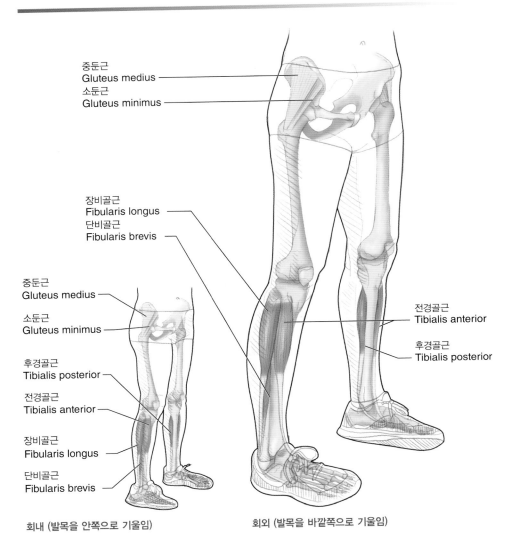

중둔근
Gluteus medius
소둔근
Gluteus minimus

장비골근
Fibularis longus
단비골근
Fibularis brevis

중둔근
Gluteus medius

소둔근
Gluteus minimus

후경골근
Tibialis posterior

전경골근
Tibialis anterior

장비골근
Fibularis longus

단비골근
Fibularis brevis

전경골근
Tibialis anterior

후경골근
Tibialis posterior

회내 (발목을 안쪽으로 기울임)

회외 (발목을 바깥쪽으로 기울임)

운동 방법

1. 양발을 어깨너비로 벌린 채 선다.
2. 양발을 바깥쪽으로 기울이면서 양발의 족궁(arch)을 키운다. 양발의 족궁을 내려 양발을 안쪽으로 기울인다. 이것이 1회 반복이다.
3. 20회 반복한다.

관련근육

주동근육: 전/후경골근, 장/단비골근
이차근육: 중/소둔근

골프 포커스

골프 스윙에서 사용되는 고관절 회전의 정도를 극대화하기 위해서는 족궁(arch of the foot)의 가동범위와 제어가 적절할 필요가 있다. 백스윙에서 뒤쪽 발의 족궁을 키우면 골퍼에게 가용한 고관절 내회전의 정도가 증가할 것이고, 다운스윙에서 족궁을 내리면(발을 안쪽으로 기울이면) 가용한 고관절 외회전의 정도가 증가할 것이다. 다운스윙과 팔로우 스루에서 앞쪽 발에 적절한 족궁을 만들면 앞쪽 고관절에서 가용한 내회전의 정도가 현저히 더 증가하게 된다. 골퍼에게 가용한 고관절 가동범위의 정도가 제한되어 있든 또는 적절하든 상관없이, 발은 고관절 회전이 최대로 일어나도록 적절히 움직여야 한다.

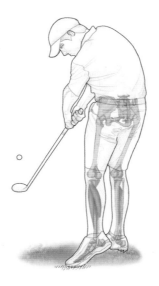

응용운동 상반된 발 회내와 회외
Opposing Foot Pronation and Supination

앞의 운동과 동일하게 운동하되, 이번에는 한쪽 발을 바깥쪽으로 기울이면서 다른 쪽 발을 안쪽으로 기울인다. 이 응용운동 중 결코 엉덩이를 움직이지 않도록 하며, 양발의 움직임에 집중한다.

등척성 발뒤꿈치 올리기
Isometric Heel Raise

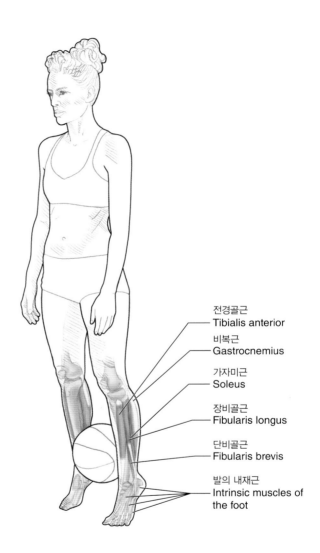

전경골근
Tibialis anterior

비복근
Gastrocnemius

가자미근
Soleus

장비골근
Fibularis longus

단비골근
Fibularis brevis

발의 내재근
Intrinsic muscles of
the foot

운동 방법

1. 배구공(또는 비슷한 공)을 양쪽 발목 사이에 낀 채 선다.
2. 발목으로 공을 밀어붙이면서 발뒤꿈치를 바닥에서 가능한 한 높이 들어 올려 발가락으로 몸의 균형
   을 잡는다.

3. 이러한 자세를 5초 동안 유지한다.
4. 시작 자세로 되돌아가고 8～10회 반복한다.

관련근육

주동근육: 비복근, 가자미근, 전/후경골근, 장/단비골근
이차근육: 발의 내재근

골프 포커스

일단 엄지발가락이 완전한 신전으로 움직일 수 있으면, 고르지 않은 지형의 골프 코스를 걷는 동안 그리고 골프 스윙에서 고도의 힘을 내어 역동적으로 미는 움직임을 하는 동안(특히 뒤쪽에서) 가해지는 반복적인 하중을 견뎌내기 위해 결합조직과 근육의 탄력성을 증가시켜야 한다. 엄지발가락의 신전에서 가동범위와 탄력성이 더 커질수록 위와 같은 두 상황에서 이러한 움직임을 활용할 수 있을 가능성이 더 커진다. 뒤쪽 엄지발가락의 신전에서 가용한 가동범위가 적절하면 뒤쪽 골반이 타깃을 향한 채 종료 자세로 움직이기가 훨씬 더 쉬우며, 허리에 덜 의존하게 된다.

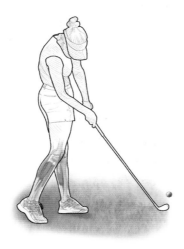

응용운동 등척성 발뒤꿈치 올리기와 부분 시시 스쿼트
Isometric Heel Raise Into Partial Sissy Squat

앞의 운동과 동일하게 운동하되, 이번에는 일단 발뒤꿈치를 지면에서 들어 올리면 그 자세를 유지하면서 스쿼트를 수행한다. 발뒤꿈치가 상승된 상태를 유지하면서 선 자세로 되돌아간 다음 발뒤꿈치를 내린다. 이와 같은 움직임 전체를 반복한다.

한쪽 다리로 짐볼 굴리기
Single-Leg Roll-Out

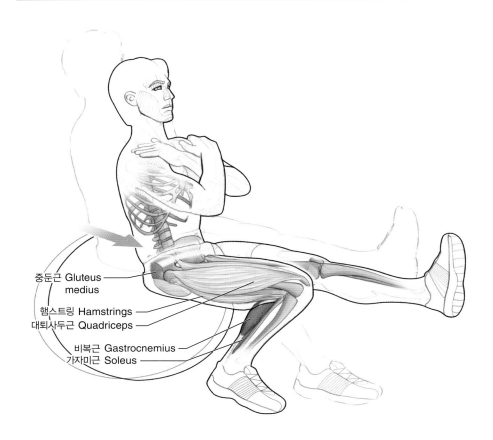

중둔근 Gluteus medius
햄스트링 Hamstrings
대퇴사두근 Quadriceps
비복근 Gastrocnemius
가자미근 Soleus

운동 방법

1. 짐볼 위에 앉아 오른발의 발뒤꿈치를 지면에 대어 몸의 앞쪽으로 내밀고 오른쪽 무릎을 가능한 한 편다. 편 왼쪽 다리를 가능한 한 지면과 평행한 상태에 가깝게 들어 올린다. 몸통을 똑바로 세우며, 이러한 자세를 운동 내내 유지해야 한다.

2. 오른쪽 발, 무릎과 엉덩이를 서로 정렬한 상태를 유지하면서, 오른쪽 발뒤꿈치를 지면으로 누르고 오른쪽 무릎을 구부려 몸과 볼을 오른발 쪽으로 당긴다.

3. 볼이 앞쪽으로 구름에 따라 오른발이 지면과 더 많이 접촉할 것이다. 볼이 오른발에 가능한 한 가까워지면 오른발 전체가 지면에 닿을 것이다.

4. 오른발을 밀어 볼을 뒤로 굴려 시작 자세로 되돌아간다. 요구되는 횟수만큼 반복한 다음 반대쪽 다리로 반복한다.

관련근육

주동근육: 가자미근, 비복근, 중둔근, 햄스트링(반건양근, 반막양근, 대퇴이두근)
이차근육: 고관절 내전근, 대퇴사두근(대퇴직근, 외측/내측/중간광근)

골프 포커스

많은 골퍼에게 실제와 느낌을 일치시키는 것은 매우 어려운 일이다. 이는 그들이 스윙에서 몸과 클럽의 위치와 관련해 느끼는 것이 스윙에서 실제로 일어나는 것과 일치해야 한다는 의미이다. 한쪽 다리로 짐볼 굴리기는 하체에서 이러한 신체 자각이 이루어지도록 하는 데 훌륭한 출발점이 되는 운동이다. 이 운동에서 과제는 다리 근육을 훈련시키는 것만이 아니라 몸으로 하여금 움직이는 동안 그 정확한 위치를 더 잘 이해하게 하는 것이다. 이 두 번째 요인의 개선은 근육이 미세한 움직임을 조절하고 훨씬 더 신속한 반응시간을 보이도록 돕는다. 이 두 가지가 갖추어져야 골퍼는 빠른 속도로 스윙하는 동안 적절한 신체 자세를 유지할 수 있는 수준의 몸이 된다.

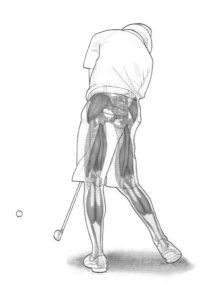

응용운동 눈 감고 한쪽 다리로 짐볼 굴리기
Single-Leg Roll-Out With Eyes Closed

눈을 감은 채 앞의 운동을 수행하면 한층 더 큰 도전이 될 것이다. 눈은 대개 신체에서 균형 정보를 제공하는 가장 강력한 공급원이다. 시력을 이용하지 않는 상태에서는 발과 근육이 균형을 유지하기 위해 훨씬 더 힘써 작용해야 한다.

한쪽 다리 에어플레인
Single-Leg Airplane

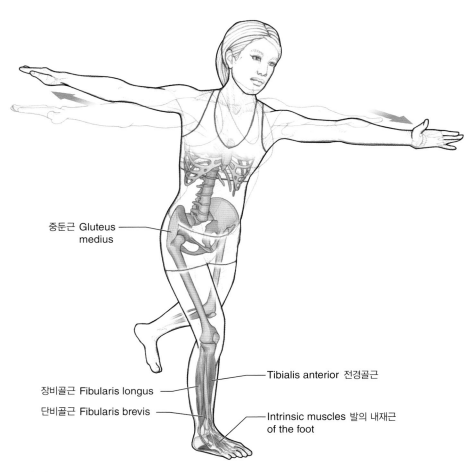

중둔근 Gluteus medius

Tibialis anterior 전경골근

장비골근 Fibularis longus

단비골근 Fibularis brevis

Intrinsic muscles 발의 내재근 of the foot

운동 방법

1. 서서 고관절을 굴곡시켜 몸통을 앞쪽으로 기울이도록 한다.
2. 왼쪽 다리를 지면에서 들어 올려 곧게 그리고 몸 뒤로 유지한다. 몸통과 뒤쪽(왼쪽) 다리가 일직선을 이루어야 한다.
3. 양팔을 몸의 양옆으로 내어 들어 올려 몸통과 T자를 형성하도록 한다.
4. 오른쪽 발, 무릎과 엉덩이를 서로 정렬한 상태를 유지하면서 몸통을 먼저 왼쪽으로, 다음 오른쪽으로 회전시킨다.
5. 양팔을 T자로 유지하고 몸통으로 돌리도록 한다.

6. 요구되는 횟수만큼 반복한 다음 반대쪽 다리에서 반복한다.

관련근육

주동근육: 발의 내재근, 전경골근, 장/단비골근

이차근육: 후경골근, 중둔근

골프 포커스

많은 골퍼가 일관되고 동일한 높이로 볼과 접촉할 수 없는 주요 이유들 가운데 두 가지는 엉덩이의 스웨이(sway, 백스윙에서 타깃 반대쪽으로 흔들리는 것)와 슬라이드(slide, 다운스윙에서 타깃 쪽으로 밀리는 것)이다. 골퍼가 엉덩이를 회전시킬 수 없으면 스웨이 또는 슬라이드 경향이 생긴다. 균형이 나쁘면 스윙 중 엉덩이의 적절한 회전을 방해할 수 있다. 이렇게 되면 스윙 중 클럽의 궤도를 유지하고 클럽 페이스를 적절한 임팩트 위치로 되돌리기가 매우 어렵다. 또한 균형이 나쁘면 임팩트 전에 클럽에 전달될 수 있는 잠재적인 파워를 잃게 된다. 한쪽 다리 에어플레인은 가동성과 균형을 동시에 훈련시키는 또 하나의 훌륭한 운동이다. 이러한 훈련을 통해 골퍼는 발을 지면에 확고히 고정하면서 엉덩이만을 중심으로 회전하는 데 익숙해질 것이다.

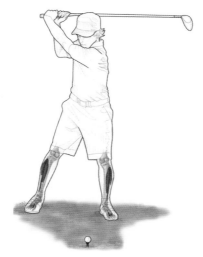

![응용운동] 한쪽 다리 골프 스윙
Single-Leg Golf Swing

골프 클럽을 사용해 한쪽 다리 에어플레인을 하면 이 운동을 바로 골프 경기에 적용할 수 있다. 이 응용운동에서도 동일한 근육이 단련되나, 클럽을 스윙하려 하는 것은 훨씬 더 어려울 것이다. 아주 느린 속도로 스윙하고 운동 내내 적절한 자세와 균형을 유지하는 데 집중한다.

변형 핸드-투-토우 자세
Modified Hand-to-Toe Pose

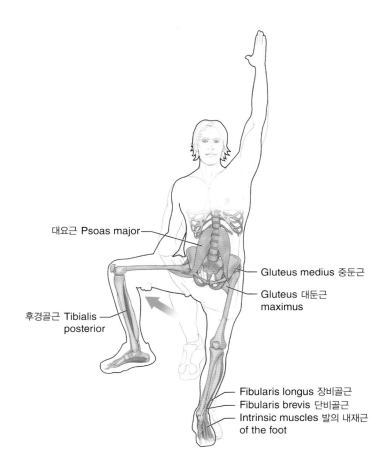

대요근 Psoas major

Gluteus medius 중둔근

Gluteus 대둔근
maximus

후경골근 Tibialis
posterior

Fibularis longus 장비골근
Fibularis brevis 단비골근
Intrinsic muscles 발의 내재근
of the foot

운동 방법

1. 다리를 모으고 왼손을 천장으로 뻗은 채 선다.

2. 오른쪽 무릎을 올리고 오른손을 넓적다리의 바깥쪽 밑에 둔다.

3. 높게 서서 3~5회 호흡을 하면서 무릎을 엉덩이 높이로 당긴다.

4. 오른쪽 다리를 측면으로 이동시키고 3~5회 호흡을 하면서 이러한 자세를 유지한다.

5. 3~5회 반복한다. 반대쪽에서 반복한다.

관련근육

주동근육: 발의 내재근, 장/단비골근, 후경골근

이차근육: 대/중둔근, 대요근

골프 포커스

모든 수준의 골퍼들은 균형이 잘 잡힌 스윙의 우아함과 효율성을 인정
하고 그러한 스윙이 골퍼가 셋업 자세를 취했을 때만큼 쉽고도 편안하게
마무리된다는 점을 알고 있다. 이 운동은 핸드-투-토우 요가 자세(들린 다리를 쭉
뻗은 채 손으로 발가락을 잡는 자세, 아래 응용운동 참조)보다 더 쉬운 변형운동이
다. 변형 핸드-투-토우 자세 운동은 균형을 기르고, 지지하는 다리의
근육을 강화하며, 들린 다리의 둔부와 내측 대퇴를 스트레칭 시킨
다. 이는 훌륭한 초급 운동으로 모든 골퍼가 정적 자세에서 균형
을 유지하는 자신의 능력을 이해하도록 돕는다. 이 운동이 쉬워지
면 아래 응용운동을 시도하고 이 장에서 소개하는 보다 어려운 운동
으로 넘어가도 된다.

응용운동 **핸드-투-토우 자세**
Hand-to-Toe Pose

핸드-투-토우 자세는 두 가지 이유 때문에 더 어려운 운동이다. 첫째,
이 운동은 들린 다리의 종아리, 햄스트링, 엉덩이와 골반에서 유연성
을 더 요한다. 둘째, 이 운동은 체질량이 더 큰 비율로 지지기반으
로부터 이동되어 있기 때문에 지지하는 다리의 안정화를 더 요한다.
이 운동에서는 들린 다리의 발가락을 잡고 다리를 측면으로 뻗으면서
무릎을 펴게 된다. 이 운동이 쉬워지면 이 운동이나 앞의 운동을 눈을 감은
채 해보도록 한다.

한쪽 다리로 서서 볼 받기
Single-Leg Catch

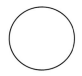

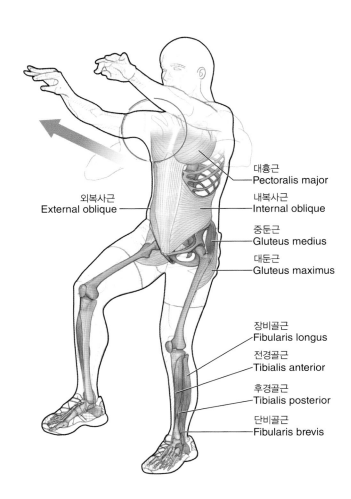

대흉근
Pectoralis major

내복사근
Internal oblique

외복사근
External oblique

중둔근
Gluteus medius

대둔근
Gluteus maximus

장비골근
Fibularis longus

전경골근
Tibialis anterior

후경골근
Tibialis posterior

단비골근
Fibularis brevis

운동 방법

1. 왼발의 발가락을 전방으로 향하게 한 채 왼쪽 다리로 선다. 오른쪽 무릎은 오른발을 지면에서 뗀 채 구부려야 한다.
2. 양손으로 메디신 볼을 들고 가슴의 앞쪽에 둔다.
3. 똑바로 선 자세를 유지하면서 파트너에게 체스트 패스를 한다.
4. 양손으로 리턴 패스를 받는다.
5. 요구되는 횟수만큼 반복한 다음 반대쪽 다리로 반복한다.

관련근육

주동근육: 전/후경골근, 장/단비골근, 중둔근

이차근육: 내/외복사근, 대둔근, 대흉근

골프 포커스

쉬운 부분 스윙을 하는 동안 균형을 유지하는 것은 꽤 간단할 수 있다. 그러나 풀 스윙을 해서 상당한 속도를 가하여 샷을 해야 할 때에는 균형을 유지하기가 훨씬 더 어려워진다. 이 운동은 상체에서 힘이 생성되는 동안 다리가 효율적으로 균형을 잡는 방법을 익히도록 도와준다. 이 운동이 보다 쉬워지면 몇 가지 방법으로 이러한 조합의 난이도를 높일 수 있다. 파트너가 있는 경우에는 상대방이 자신으로부터 더 멀리 서서 한층 더 빠른 속도로 메디신 볼을 던지게 한다. 또한 파트너가 항상 자신의 가슴으로 볼을 던지는 대신 매번 다른 곳으로 자신에게 볼을 던지도록 할 수도 있다(예로 머리 위나 몸의 양옆으로 해서 매번 팔을 뻗어야 볼을 받을 수 있게 한다). 이렇게 하면 몸이 효과적으로 균형을 잡는 방법을 제대로 배울 것이다. 운동의 난이도를 증가시킴에 따라 파워와 균형을 모두 요하는 골프 샷을 하는 능력이 향상될 것이다.

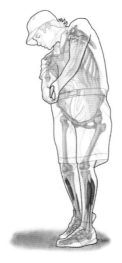

응용운동 한쪽 다리로 서서 벽에 튕겨 볼 받기
Single-Leg Catch Against Wall

혼자 운동할 경우에는 메디신 볼을 벽으로 던져 튕기는 볼을 잡는다. 벽에서 더 멀리 떨어져 있을수록 볼을 더 세게 던져야 볼이 되돌아올 것이다.

스토크 턴
Stork Turn

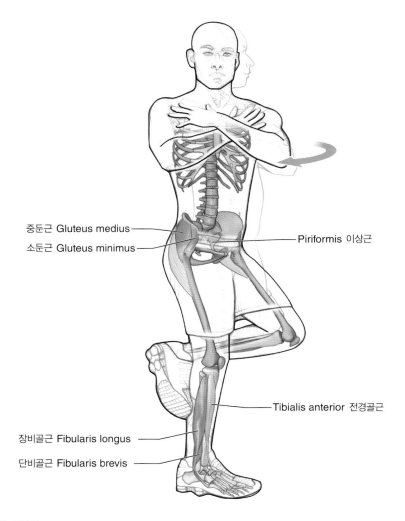

중둔근 Gluteus medius

소둔근 Gluteus minimus

Piriformis 이상근

Tibialis anterior 전경골근

장비골근 Fibularis longus

단비골근 Fibularis brevis

운동 방법

1. 오른쪽 다리로 서고 무릎을 약간 구부린다. 왼발을 지면에서 들어 올려 오른쪽 무릎 뒤에 댄다. 이것
   이 스토크(황새) 자세이다.
2. 고관절을 굴곡시켜 몸통을 골프 어드레스 자세로 만들고 양팔을 가슴에서 교차시킨다.
3. 상체를 골반과 정렬한 상태를 유지하도록 하면서 골반을 좌우로 회전시킨다.
4. 왼쪽 다리에서 반복한다.

관련근육

주동근육: 장/단비골근, 중/소둔근

이차근육: 전/후경골근, 이상근

골프 포커스

골프에서는 하체와 상체를 분리해 제어하는 능력이 매우 중요하다. 그러나 골반을 더 자유롭게 그리고 더 잘 컨트롤하면서 움직이기 위해서 골퍼는 균형을 키울 필요가 있을 것이다. 스토크 턴 운동은 골반의 움직임 및 골반과 몸통의 분리를 계속해서 향상시키고 동시에 균형을 훈련시킨다. 이렇게 하면 골퍼는 적절한 분리로 풀 백스윙을 이루면서 여전히 하체로 견고한 지지기반을 유지할 수 있을 것이다. 이는 올바른 궤도를 따라 잠재적인 파워가 넘치는 다운스윙을 하는 데 필수적이다.

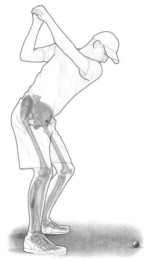

응용운동 메디신 볼 스토크 턴
Stork Turn With Medicine Ball

앞의 운동을 하면서 몸의 앞쪽으로 메디신 볼을 드는 이 운동은 동일한 근육을 더 강하게 훈련시키고 삼각근, 외복사근과 내복사근도 단련할 것이다. 이 응용운동은 다리 및 몸통을 안정화하는 근육과 골반 및 엉덩이를 회전시키는 근육을 동시에 강화하도록 해준다.

스토크 투 바우
Stork to Bow

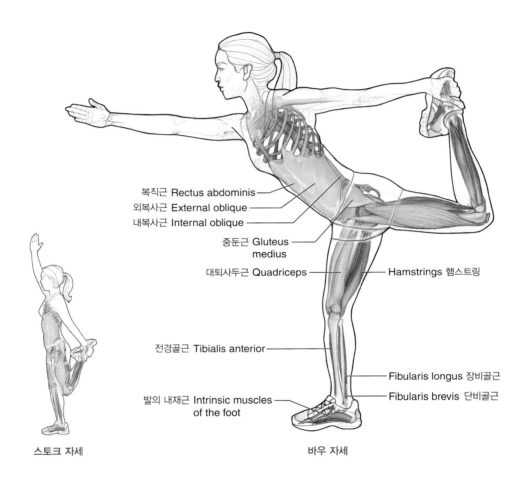

복직근 Rectus abdominis
외복사근 External oblique
내복사근 Internal oblique
중둔근 Gluteus medius
대퇴사두근 Quadriceps
Hamstrings 햄스트링
전경골근 Tibialis anterior
Fibularis longus 장비골근
Fibularis brevis 단비골근
발의 내재근 Intrinsic muscles of the foot

스토크 자세   바우 자세

운동 방법

1. 다리를 모은 채 선다.
2. 왼쪽 무릎을 구부려 왼손으로 왼쪽 발목을 잡는다.
3. 오른팔을 천장 쪽으로 올린다. 이것이 스토크 자세이다.
4. 골반을 중립 자세로 유지하도록 하면서 고관절을 굴곡시켜 몸통을 앞쪽으로 내려 오른팔과 몸통이
   바닥과 거의 평행하게 한다. 이것이 바우 자세이다.

5. 각각의 자세를 취하고는 3~5번 호흡하면서 자세를 유지한다.
6. 3~5회 반복한 다음 다리를 바꾼다.

관련근육

주동근육: 장/단비골근, 발의 내재근, 전경골근, 햄스트링(반건양근, 반막양근, 대퇴이두근)

이차근육: 대퇴사두근(대퇴직근, 외측/내측/중간광근), 중둔근, 복직근, 내/외복사근

골프 포커스

골프는 어려워 우리에게 좌절감을 안기는 스포츠이나, 우리가 파 세이브를 해서 놀라운 만회를 할 때 기분이 좋아지는 보상을 받기도 한다. 어느 골퍼든 좌절감을 안게 되는 순간은 페어웨이에 머문 것으로 확신하였던 볼이 실제로는 페어웨이 벙커로 굴러가 어려운 샷이 기다리고 있을 때이다. 볼은 발보다 50cm 아래에 놓여 있어 골퍼에게 고난도의 균형 및 안정성을 요한다. 스토크 투 바우 운동은 균형, 유연성과 안정성을 향상시키고 위와 같은 어려운 샷을 조금 더 쉽게 하도록 할 수 있다.

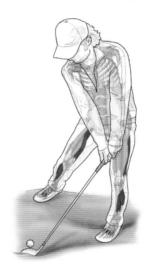

응용운동 눈 감고 스토크 투 바우
Stork to Bow With Eyes Closed

앞의 운동을 한층 더 어렵게 하려면 스토크와 바우 자세 사이를 움직이면서 눈을 감는다(부딪칠 만한 날카로운 물체가 주변에 놓여 있지 않도록 한다). 눈을 감으면 발의 근육과 인대가 훨씬 더 나은 균형과 안정성을 위해 신체가 필요로 하는 정보를 제공해야 한다.

짐볼 편 다리 올리기
Straight-Leg Raise on Stability Ball

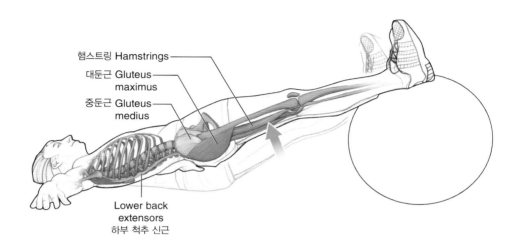

햄스트링 Hamstrings
대둔근 Gluteus maximus
중둔근 Gluteus medius
Lower back extensors
하부 척추 신근

운동 방법

1. 바로 누워 다리를 곧게 펴고 발뒤꿈치를 짐볼의 꼭대기에 올려놓는다.
2. 둔근을 조이면서 발뒤꿈치로 볼을 내리 누르고 엉덩이를 들어 올린다.
3. 천천히 시작 자세로 내린다.
4. 요구되는 횟수만큼 반복한다.

관련근육

주동근육: 햄스트링(반건양근, 반막양근, 대퇴이두근), 대둔근
이차근육: 중둔근, 하부 척추 신근

골프 포커스

골프계는 임팩트 시 체중을 타깃 쪽 다리에 싣는 것의 중요성을 인정하기 시작하고 있다. 이렇게 하면 골퍼는 지면을 강하게 버티고 섬으로써 골반을 위쪽으로 힘차게 들어올릴 수 있어, 엄청난 양의 파워

가 생성되어 몸을 통해 골프공으로 전달된다. 햄스트링과 둔부의 큰 근육을 사용하여 골반을 신전시키는 능력은 이러한 기술의 중요한 측면이다. 이렇게 골반을 신전시키는 능력만큼 중요한 것이 다리, 골반과 척추에서 적절한 균형 및 협동을 이루는 것이다. 곧게 편 다리 신전(straight-leg extension)을 응용한 이 운동은 골반 신전을 향상시킬 뿐만 아니라 다리, 척추와 골반에서 협동과 제어를 길러주는 훌륭한 초급 운동이다.

응용운동 계단, 박스 또는 의자 편 다리 신전
Straight-Leg Extension on Stair, Step, or Chair

짐볼이 없을 경우에 또는 운동 초보자여서 짐볼이 계속 굴러 몸에서 벗어나 짐볼로 운동하기가 어려울 경우에, 앞의 운동과 동일하게 운동하되 발뒤꿈치를 계단, 박스 또는 의자에 올려놓는다. 이렇게 하면 앞의 운동에서 표적으로 하는 주요 근육을 강화하면서도 몸의 균형을 잡기가 조금 더 쉬워진다.

응용운동 짐볼 불안정형 다리 신전
Unstable Leg Extension on Stability Ball

앞의 운동을 더 어렵게 하려면 양팔을 가슴 위로 올려 천장으로 뻗도록 한다. 이는 지지기반을 감소시키므로 신체가 골반과 척추의 안정화 근육을 활성화하도록 한다. 이는 앞의 운동의 기능적 측면을 증가시키는 훌륭한 방법이다.

짐볼 햄스트링 컬
Hamstring Curl on Stability Ball

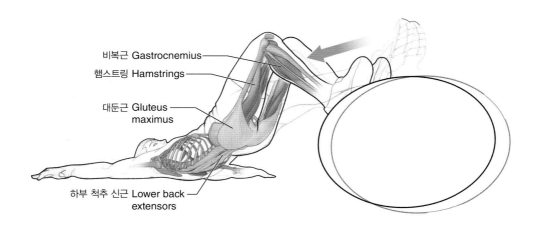

비복근 Gastrocnemius

햄스트링 Hamstrings

대둔근 Gluteus
maximus

하부 척추 신근 Lower back
extensors

운동 방법

1. 바로 누워 다리를 곧게 펴고 발뒤꿈치를 짐볼의 꼭대기에 올려놓는다.
2. 발뒤꿈치로 볼을 내리 누르면서 엉덩이를 들어 올린다.
3. 엉덩이가 들린 자세를 유지하면서 무릎을 구부려 볼을 둔부 쪽으로 굴린다.
4. 다리를 곧게 펴진 시작 자세로 되돌리고 반복한다.

관련근육

주동근육: 햄스트링(반건양근, 반막양근, 대퇴이두근), 비복근
이차근육: 대둔근, 하부 척추 신근

골프 포커스

정상급 프로 골퍼와 보통의 아마추어 사이에 중요한 차이의 하나는 골프 스윙 내내 다리의 협동과 움직임이다. 많은 아마추어는 백스윙 중 앞쪽 다리가 무릎에서 안쪽으로 무너지도록 해서 다운스윙 중 몸을 앞쪽 다리로 몰아가기가 어렵다. 이렇게 되면 임팩트 시 몸이 뒤로 쏠려 있을 것이다. 이에 따라 골프공으로 비효율적인 에너지 전달이 일어나고 볼의 방향 조절이 나빠진다. 다시 말해 다리의 움직임

이 나쁘면 파워가 감소하고 정확성이 떨어진다. 짐볼 햄스트링 컬은 다리를 협동시켜 사용하는 방법을 배우고 신체의 후방 사슬(종아리, 햄스트링, 둔근과 하부 척추 신근)을 따라 근력을 기르는 데 아주 좋은 운동이다. 이 운동이 쉬워지면 난이도가 더 높고 이러한 근육의 근력을 증가시키는 변형운동을 시도해도 된다. 이와 같은 운동은 다리에서 적절한 움직임을 일으키고 고관절 신근의 근력을 증가시키는 데 매우 좋은 운동이다.

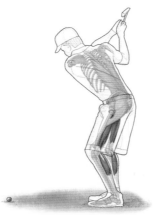

응용운동 불안정형 짐볼 햄스트링 컬
Unstable Hamstring Curl on Stability Ball

앞의 운동을 더 어렵게 하려면 양팔을 가슴 위로 올려 천장으로 뻗도록 한다. 이는 지지기반을 감소시키므로 신체가 골반과 척추의 안정화 근육을 활성화하도록 한다. 이는 앞의 운동의 기능적 측면을 증가시키고 운동을 한층 더 어렵게 하는 훌륭한 방법이다.

응용운동 짐볼 한쪽 다리 햄스트링 컬
Single-Leg Hamstring Curl on Stability Ball

앞의 운동이 너무 쉬워지면 한쪽 다리는 짐볼에 올려놓고 다른 쪽 다리는 볼 위로 약간 들어 올린 채 앞의 운동을 한다. 이러한 자세는 볼에 올려놓은 다리에 가해지는 부하를 크게 증가시킬 것이며, 골반 및 척추 안정근의 작용을 한층 더 강화하여 골반을 평평하게 유지하고 들린 다리 쪽으로 기울어지지 않도록 할 것이다.

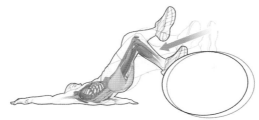

한쪽 다리로 배틀 로프 줄다리기
Single-Leg Tug-of-War With Battle Rope

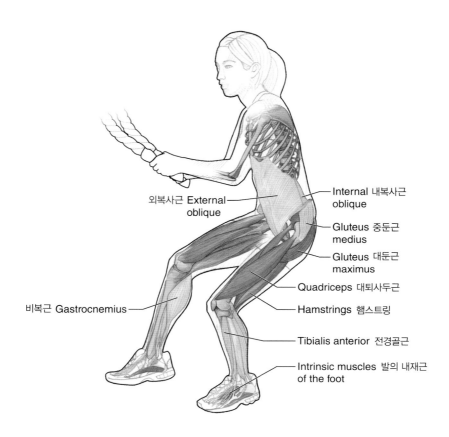

외복사근 External oblique

Internal 내복사근 oblique

Gluteus 중둔근 medius

Gluteus 대둔근 maximus

Quadriceps 대퇴사두근

비복근 Gastrocnemius

Hamstrings 햄스트링

Tibialis anterior 전경골근

Intrinsic muscles 발의 내재근 of the foot

운동 방법

1. 한쪽 다리로 서서 양손으로 배틀 로프의 한쪽 끝을 붙잡는다.

2. 파트너가 로프의 다른 쪽 끝을 붙잡고 한쪽 다리로 서 있는 당신을 당기게 한다. 파트너는 한쪽 다리 또는 양쪽 다리로 서 있어도 된다.

3. 파트너가 당신에게 도전 의식을 북돋울 정도로 힘써 당기되, 당신이 운동을 적절히 수행할 수 없을 정도로 세게 당기지 않도록 한다. 간혹 한 발로 깡충깡충 뛰는 것은 균형을 유지하기 위해 용인되고 예견되는 상황이다.

4. 요구되는 시간만큼 운동을 수행한 다음 반대쪽 다리로 반복한다.

관련근육

주동근육: 발의 내재근, 대퇴사두근(대퇴직근, 외측/내측/중간광근), 햄스트링(반건양근, 반막양근, 대퇴이
두근), 대둔근

이차근육: 내/외복사근, 전경골근, 중둔근, 비복근

골프 포커스

골퍼가 다리에서 엄청난 파워를 내어 임팩트 시 안정감 있고 밸런스 있는 파워를 몸을 통해 볼에 전달
하고 완벽한 균형을 유지하면서 팔로우 스루를 하는 모습을 보면 정말 장관이다. 로리 맥길로이가 그러
한 기량을 선보이는 골퍼이다. 다리의 균형과 근력이 아주 좋으면 임팩트 시 몸을 앞쪽 다리로 몰아가
볼을 치고 균형이 잘 잡힌 팔로우 스루로 들어갈 수 있다. 한쪽 다리로 배틀 로프 줄다리기는 균형을
향상시키면서 동시에 다리의 근력을 증가시키는 재미있는 운동 방법이다.

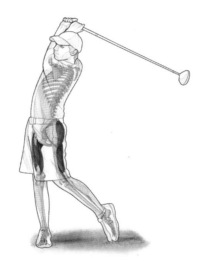

응용운동 눈 감고 줄다리기
Tug-of-War With Eyes Closed

균형 잡는 것을 더 어렵게 만들어 발과 발목의 작은 근육과 인대를 단련하려면 눈을 감은 채 앞의 운
동을 해본다. 하지만 파트너가 너무 세게 당기지 않도록 한다. 이 응용운동에서는 눈을 감은 상태에서
무작위의 여러 방향으로 몸을 안정화해야 하므로 발의 감각 부위들에 많은 스트레스를 가한다. 이렇게
되면 이들 부위들의 반응이 빨라져 코스에서 경기력이 향상될 것이다.

한쪽 다리로 팔 뻗으며 스쿼트
Single-Leg Reaching Squat

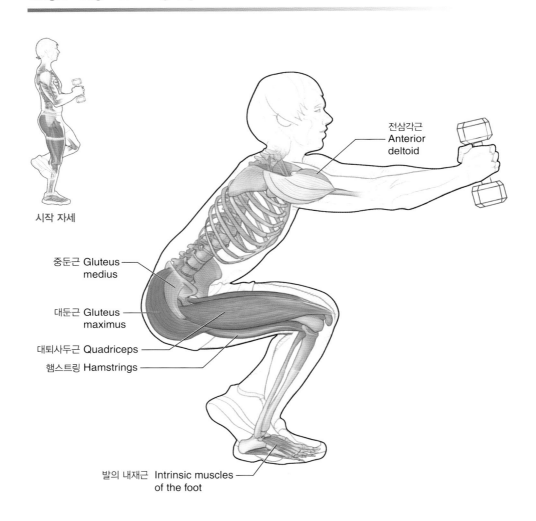

시작 자세

전삼각근
Anterior
deltoid

중둔근 Gluteus
medius

대둔근 Gluteus
maximus

대퇴사두근 Quadriceps

햄스트링 Hamstrings

발의 내재근 Intrinsic muscles
of the foot

운동 방법

1. 양손으로 덤벨을 가슴 앞쪽으로 들고 왼쪽 발목을 오른쪽 종아리 뒤에서 교차시킨 채 선다.

2. 둔부를 몸 뒤로 밀어 스쿼트 자세를 취하면서 무릎을 구부린다.

3. 무릎을 구부리면서 양팔을 어깨 높이까지 들어 올리고 몸의 앞쪽으로 내뻗어 균형의 유지를 돕는다. 체중은 오른발 전체에 고르게 분포되어야 하나, 발뒤꿈치에 약간 더 실려야 한다. 엄지발가락의 밑 부분은 운동 내내 지면에 닿아 있어야 한다.

4. 엉덩이를 앞쪽으로 밀어 천천히 스쿼트 자세에서 일어선다.

5. 필요한 횟수만큼 반복한 다음 다리를 바꾼다.

관련근육

주동근육: 대둔근, 대퇴사두근(대퇴직근, 외측/내측/중간광근),
핵스트링(반건양근, 반막양근, 대퇴이두근)

이차근육: 발의 내재근, 중둔근, 고관절 내전근, 전삼각근

골프 포커스

골프 코스의 다양한 상황에서 수준 높은 골프 샷을 하려면 근력과 균형이 요구된다. 아래 그림을 보면 골퍼가 러프에서 발보다 아래에 놓인 볼을 치려 한다. 이는 골프 샷이 일관되게 볼을 탈출시키기 위해서는 엄청난 신체 제어 및 근력을 필요로 한다는 점을 보여주는 좋은 예이다. 골퍼가 이러한 근력과 제어력을 갖고 있지 못하면 흔히 임팩트 존에서 움직임이 너무 심해 테크닉이 아닌 운에 의해서만 멋진 샷을 기대할 수 있을 뿐이다. 한쪽 다리로 팔 뻗으며 스쿼트 운동은 다리와 중심부에서 모두 기능적 근력을 길러주면서 엄청난 안정과 균형을 요한다. 이 운동이 위와 같은 어려운 골프 샷을 매번 성공시키리라 보장하지는 못하겠지만, 성공률은 높여줄 것이다.

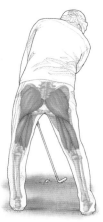

응용운동 한쪽 다리로 지지하고 스쿼트하기
Supported Single-Leg Squat

앞의 운동을 조금 덜 힘들게 하려면 양손으로 난간 또는 문고리를 붙잡도록 한다. 이렇게 하면 엉덩이를 뒤쪽으로 밀어 스쿼트 자세로 내리고 엉덩이를 앞쪽으로 밀어 스쿼트 자세에서 일어서면서 균형에 덜 집중하고 몸의 적절한 자세에 더 집중할 수 있다. 좀 더 편안해지면서는 난간에 체중을 덜 싣도록 해보아 최종적으로 아무런 지지 없이 운동을 수행할 수 있도록 한다.

비대칭 오프너 로테이션
Asymmetrical Opener Rotation

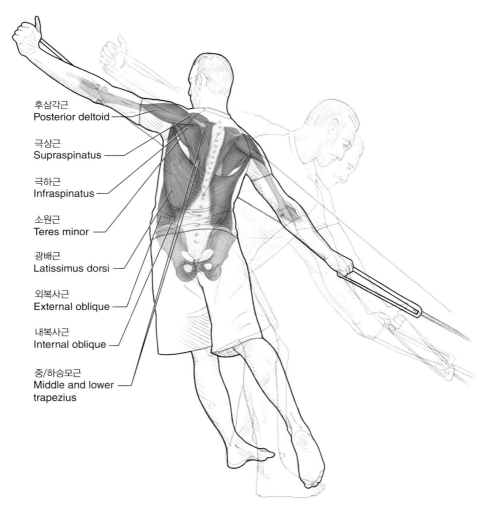

후삼각근
Posterior deltoid

극상근
Supraspinatus

극하근
Infraspinatus

소원근
Teres minor

광배근
Latissimus dorsi

외복사근
External oblique

내복사근
Internal oblique

중/하승모근
Middle and lower
trapezius

운동 방법

1. 튜빙을 지면 가까이에 고정된 물체에 부착하고 각각의 손으로 손잡이를 잡는다.
2. 오른쪽 팔꿈치를 곧게 유지하면서 백스윙 자세의 정점으로 회전시키되, 왼팔이 정지되고 시선이 부착 지점에 고정된 상태를 유지한다.

3. 다리로 다운스윙 움직임을 시작하면서 편 왼팔을 당겨 펀치 샷(punch shot)의 팔로우 스루 자세를 취한다. 머리가 몸과 함께 타깃 방향으로 회전되도록 한다.
4. 다운스윙 움직임 중 오른팔과 밴드가 이완되고 자유로이 움직이도록 한다.
5. 시작 자세로 되돌아가고 반복한다.
6. 반대 방향으로 운동을 반복한다.

관련근육

주동근육: 광배근, 회전근개(극하근, 극상근, 견갑하근, 소원근), 후삼각근, 내/외복사근, 중/하승모근
이차근육: 전거근, 능형근

골프 포커스

다운스윙에서는 파워가 다리에 의해 생성되고 중심부를 통해 팔로 전달된다. 다리에서 생성된 에너지가 어깨 복합체에 이를 때 견갑골을 안정화하는 근육이 강하고도 중심부의 근육과 협력하면서 작용해야 한다. 비대칭 오프너 로테이션 운동은 중심부 및 어깨 안정근을 동시에 강화하도록 돕는다. 튜빙의 사용은 어깨 및 중심부 안정성을 향상시켜 지면으로부터 생성된 파워가 몸통을 통해 임팩트 직전에 팔로 전달되도록 도와주는 훌륭한 방법이다. 아래 그림을 보면 타깃 쪽 견갑골이 다운스윙을 시작할 때 내려진 위치를 유지하고 있는 것을 알 수 있다. 이러한 자세는 스윙 내내 어깨를 적절히 안정감 있게 움직이게 해서 최대의 에너지 전달이 일어나게 한다.

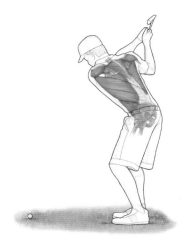

5 부상 없는 스윙을 위한 회전 저항과 스윙 스피드 제어

ROTATIONAL RESISTANCE AND
DECELERATION FOR INJURY-FREE SWINGS

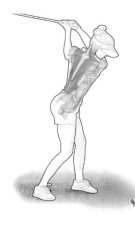

골프 스윙을 독특하게 하는 움직임은 그 스윙을 어렵게 도 한다. 스윙은 골퍼가 발 및 골반을 타깃과 직각으로 맞춘 정지된 자세로 시작된다. 다음으로 골퍼는 클럽을 타깃 반대쪽으로 백스윙의 정점을 향해 움직인 후 타깃 쪽으로 강력하게 가속한다. 그런 다음 골퍼는 몸과 클럽을 모두 제로로 감속하고 몸의 대부분이 타깃 쪽으로 또는 그 너머로 회전되어 있는 가운데 발은 여전히 타깃과 비교적 직각을 이루는 자세로 종료해야 한다.

이는 대단히 비경제적이고 어려운 신체 움직임이다. 야구 투수, 투포환 선수 또는 투창 선수에게 타깃과 직각으로 움직임을 시작하고 움직임 내내 발을 동일한 자세로 두어야 한다고 말하는 것이 상상이 되는가? 그러면 이들 운동선수는 속도가 현저히 떨어진 상태로 던질 뿐만 아니라 부상의 가능성이 훨씬 더 클 것이다.

오랜 경력과 최소한의 부상 경험을 가지고 있는 정상급 볼 스트라이커들은 골프 클럽을 효과적으로 제어할 수 있다. 어떻게 클럽을 제어하는지에 대해서는 거의 또는 전혀 관심을 기울이지 않은 채 클럽 헤드 스피드의 향상에 초점을 두는 선수, 골프 코치와 트레이너가 너무 흔하다. 최고 수준의 골퍼들에서조차 놀라울 정도로 빠른 클럽 및 볼 스피드를 내지만 그 결과 경력을 마감하는 부상을 일으키는 선수들이 많다.

제이슨 데이와 같은 선수들은 빠른 속도로 스윙을 가져가나, 클럽의 속도를 늦추는 효율성에 개선의 여지가 있다. 클럽의 속도를 컨트롤할 수 없으면 특히 허리, 어깨와 목에 부상을 초래할 수 있다. 리키 파울러는 자신의 보디 코치인 트로이 반 비젠 박사의 지도를 열심히 받아 감속하는 능력을 향상시켰다. 그러한 결과가 나타난 이유는 그가 종료 자세까지 균형을 유지하는 능력이 개선되었기 때문이며, 그의 부상 발생률은 현저히 감소했다. 더스틴 존슨은 엄청난 클럽 헤드 스피드를 내면서도 자신의 몸을 효과적으로 사용하여 매우 짧은 시간에 클럽의 속도를 늦출 수 있는데, 부분적으로는 자신의 트레이너인 조이 디오비살비의 지도를 받았기 때문이다. 게리 우드랜드와 케빈 채플은 뎁스 시스템(DepthSystems.com)이 개발한 DEAP 스트래티지(strategies)를 사용하여 매우 짧은 거리에 걸쳐 이러한 놀라운 속도를 늦추는 자신의 잠재력을 향상시킨다. 대단히 효율적으로 말이다.

클럽을 제어할 수 없어 부상을 입고 우리의 훈련 및 치료 센터를 찾는 선수들을 보면 연령과 경기 수준을 망라한다. 스포츠 복귀 전략을 시행하기 위한 비결의 하나는 신체가 스윙 스피드를 제어하는 능력을 해결하는 것, 즉 관절, 근육과 결합조직을 사용하여 이러한 조직들에 가해지는 스트레스를 최소화하는 것이다. 이렇게 하려면 골퍼는 각각의 관절을 필요한 가동범위에 걸쳐 제어하고 조직들의 탄력성과 기능을 향상시켜 힘에 저항하고 힘을 제어하는 데 능숙해야 한다. 그러면 힘이 전신으로 더 잘 분산되어 어느 한 조직에 가해지는 스트레스를 최소화할 수 있다. 분절화를 향상시키는 쉽고 유용한 준비운동의 예를 들면 워밍업, 가동성, 균형과 신체 자각에 관한 장들에서 소개한 견갑골로 원 그리기, 발 회내(발목을 안쪽으로 기울임)와 회외(발목을 바깥쪽으로 기울임), 고양이와 낙타 분절 운동 등이 있다.

일단 골퍼가 각각의 관절 복합체를 제어하게 되면, 다음으로 초점을 두어야 할 요소는 회전 저항(rotational resistance)과 감속(deceleration)이다. 우리는 3가지 주요 전략에 집중하기로 한다.

1. 힘에 등척성으로 저항한다(회전 저항).
2. 신체의 한 부위에서 힘에 등척성으로 저항하면서 신체의 기타 부위들에서 동적 움직임을 수행한다(동적 회전 저항).
3. 힘을 신장성으로 감속한다.

이 장은 당신이 골프 체력의 적절한 기반을 다진 후 그 다음 요소를 추가하도록 특정한 순서로 구성되어 있다. 그 구성을 보면 다음과 같다.

이번 장은 중력의 당김에 대항해 신체를 등척성으로 제어해야 하는 운동으로 시작된다. 이러한 운동은 회전 저항으로 여겨진다. 등척성 자세 유지를 요하는 운동을 수행할 때에는 관련 관절들을 운동 내내 동일한 각도로 유지한다. 구부리거나, 펴거나, 혹은 회전시켜서는 안 된다. 등척성 자세 유지는 움직임에 저항하는 것이다. 이와 같은 운동은 움직임을 일으키는 데 초점을 두지 않으며 (흔히 움직임은 하나의 특정 관절 또는 사지에 초점이 맞춰진다), 대신 복근 플랭크(또는 무릎 꿇어 복근 플랭크)에서 교대로 팔 뻗기(148페이지)처럼 움직임에 저항하도록 한다. 오른팔을 움직이고 그에 따라 상체 및 몸통의 우측에서 지지가 감소하면 왼쪽 어깨, 몸통 및 골반과 다리가 중력에 저항할 필요성이 증가하며, 그에 따른 회전력은 신체의 우측을 지면 쪽으로 당긴다.

다음 단계에서는 신체의 한 부위에서 움직임을 막으면서 신체의 또 다른 부위를 다른 면(plane)에서 움직이도록 하는 운동을 소개한다(예로 '회전 저항 백 런지[Antirotational back lunge]'). 우리는 이렇게 신체의 한 부위에서 등척성 제어를 하면서 신체의 또 다른 부위에서 동적 다관절 움직임을 수행하는 조합을 동적 회전 저항이라고 한다. '회전 저항 백 런지'(160페이지) 운동에서 튜빙은 운동선수를 좌측이나 우측으로 당기며(튜빙이 신체의 어느 측면으로 부착되어 있는지에 따라), 운동선수는 운동 내내 양손을 몸의 앞쪽으로 유지하면서(등척성 수축을 통해) 백 런지를 수행하도록 해야 한다. 이는 훨씬 더 어려운 운동으로 어깨, 몸통, 골반, 엉덩이, 다리와 발의 근육과 관절 복합체에 큰 강조점을 두는데, 이들은 모두 감속에 필요한 근육과 관절이다.

이 장의 마지막 부분은 속도를 늦추는, 즉 감속하는 움직임을 강조하는 운동에 초점을 둔다(예로 '뎁스 드롭[Depth drop]'). '뎁스 드롭'(168페이지) 운동에서는 중력이 신체를 당겨 내리는 가운데 운동선수는 떨어지는 움직임을 가능한 한 신속히 늦추려 한다. 그렇게 하려면 운동선수는 많은 근육과 관절을 신장성으로 수축시켜야 한다(신장시키면서 속도를 늦춘다). 이는 저항에 대해 등척성 수축을 요하는 운동보다 훨씬 더 힘든 과제이므로, 운동선수가 먼저 등척성 수축으로 힘에 적절히 저항하는 능력을 갖춘 후에 수행해야 한다.

신체는 직관적으로 알아채는 능력이 있다. 대부분의 운동선수는 감속하는 능력이 향상됨에 따라 속도를 내는 능력이 극적으로 증가한다는 점을 알게 된다. 신체가 더 빨리 속도를 늦출 수 있을수록 신체는 더 빠른 속도를 생성하게 된다. 다음과 같은 예를 고려해보라.

당신이 벽돌담을 향해 자동차를 몰고 있다고 상상해본다. 차의 속도를 늦출 거리는 6m에 불과하다. 차에 낡고 비효율적인 브레이크가 장착되어 있다면 당신은 아마도 6m 지점 이전에서 가속하지 않을 것이다. 이는 가동성(제3장)의 범위가 제한되어 있고 회전 저항 및 감속 역량이 부족한 신체에 해당한다.

이제 차에 새 브레이크를 장착하고 제동 거리를 6m에서 30m로 늘리며 벽을 마시멜로로 만든다고 해보자. 이러한 경우에 대부분의 사람들이 한층 더 빠른 속도로 차를 몬 후 감속하리란 것이 나의 추측이다. 왜일까? 이런 경우를 신체에 비유하자면, 몸의 속도를 늦추기에 충분한 거리가 있고 속도를 늦추는 메커니즘이 보다 효과적이기 때문이다. 골프 스윙의 속도를 늦추는 것도 비슷하다. 즉 가동범위가 더 크고 관절은 가동범위의 끝부분에서 보다 강하다.

회전 저항과 감속 훈련은 제4장에서 논의한 전제조건인 가동성(관절과 신체 제어)을 이미 갖춘 신체로 수행할 때에만 위와 같은 역량을 성취할 수 있다. 이를 역순으로 하려 한다면 잠재적인 골프 체력 개선을 현저히 제한하고 부상 가능성을 증가시킬 것이다.

측면 플랭크 힙 시리즈
Half Side Plank Hip Series

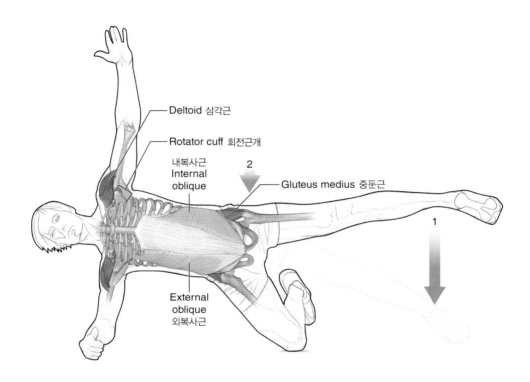

Deltoid 삼각근

Rotator cuff 회전근개

내복사근
Internal
oblique

2

Gluteus medius 중둔근

External
oblique
외복사근

1

운동 방법

1. 오른쪽 측면으로 누워 오른쪽 전완 및 무릎으로 몸을 지지한다. 오른쪽 무릎을 90도로 구부리고 엉덩이를 들어 올린다. 왼쪽 다리를 들어 올려 지면과 평행하도록 한다. 머리, 엉덩이와 위쪽 다리의 발이 일직선을 이루어야 한다.

2. 이러한 자세를 10초 동안 유지한다.

3. 천천히 왼쪽 다리를 지면으로 내리되 엉덩이가 지면에서 떨어져 천장으로 들린 상태를 유지한다. 위쪽 다리를 들어 올려 지면과 평행하도록 한다. 8~10회 반복한다.

4. 왼쪽 다리를 공중으로 들어 올려 지면과 평행하도록 하고 그 상태로 둔다. 오른쪽(아래쪽) 엉덩이를 지면 쪽으로 2.5㎝ 내리되 어깨를 움직여서는 안 된다. 오른쪽 엉덩이를 다시 위로 들어 올리고 요구되는 횟수만큼 반복한다.

5. 반대쪽에서 반복한다.

관련근육

주동근육: 중둔근, 삼각근

이차근육: 회전근개(극하근, 극상근, 견갑하근, 소원근), 내/외복사근, 요방형근, 승모근

골프 포커스

아마추어 골퍼가 가지고 있는 주요 문제의 하나는 다운스윙에서 몸을 타깃 쪽으로 강하게 몰아갈 수 없다는 것이다. 또한 엉덩이 회전이 충분하지 않고 임팩트 시 골반이 타깃 쪽으로 밀리지 않은 채 안정되게 하는 능력이 부족하다. 이와 같은 움직임을 이루려면 엉덩이 및 골반 안정근의 근력이 상당히 강해야 한다. 측면 플랭크 힙 시리즈는 골반 부위 전체에 걸쳐 근력을 길러주는 훌륭한 운동이다. 피트니스 센터에서 이러한 운동이 쉬워지면 골퍼는 코스에서 스윙을 하면서 안정성이 향상되었다는 점을 확실히 알게 된다.

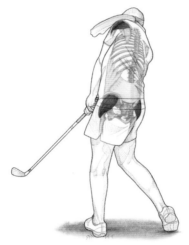

무릎 꿇어 팔로프 프레스
Kneeling Paloff Press

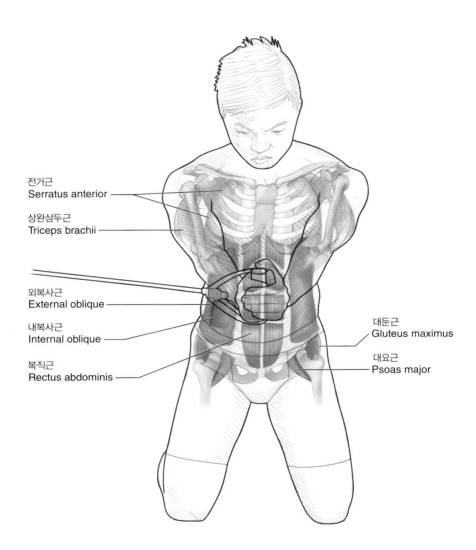

전거근
Serratus anterior

상완삼두근
Triceps brachii

외복사근
External oblique

내복사근
Internal oblique

복직근
Rectus abdominis

대둔근
Gluteus maximus

대요근
Psoas major

운동 방법

1. 저항밴드를 고정된 물체에 둘러 묶되 무릎을 꿇을 때 가슴 높이 정도가 되도록 한다.
2. 부착 지점의 반대쪽으로 이동해 저항밴드에 적당한 정도의 장력이 생길 수 있도록 한다. 저항의 수준은 이 운동에 적응하고 나아지면서 증가시킬 수 있다.

3. 부착부를 몸의 오른쪽으로 두고 마치 골프공에 어드레스 하는 것처럼 고관절을 굴곡시킨 채 무릎을 꿇는다. 이러한 척추 자세를 운동 내내 유지한다.

4. 양손으로 저항밴드를 잡고 양손을 가슴의 앞쪽으로 곧장 내민다. 고관절을 굴곡시킨 상태이기 때문에 양손은 약간 지면으로 향할 것이다.

5. 팔꿈치를 구부려 양손을 뒤로 흉골 쪽으로 가져가면서 어떠한 회전에도 저항한다.

6. 팔을 곧게 펴진 자세로 되돌린다. 저항과 자신의 능력에 따라 8~15회 반복한다.

7. 부착부가 몸의 왼쪽에 있도록 몸을 돌리고 반복한다.

관련근육

주동근육: 대요근, 복직근, 척추기립근(극근, 최장근, 장늑근), 대둔근, 내/외복사근

이차근육: 전거근, 상완삼두근

골프 포커스

임팩트 후 몸의 속도를 늦추는 근력이 길러져 있지 않으면, 스윙 내의 회전력이 몸을 당겨 몸이 제 위치를 벗어나 나쁜 스윙 면이 나오고 관절에 가해지는 스트레스가 증가한다. 이 운동은 신경계의 조절 능력을 개발하고 골반과 몸통의 큰 근육이 임팩트 후 척추를 보호하고 클럽과 몸의 속도를 늦추는 데 필요한 근력을 기르도록 도와준다. 이 운동의 수행이 향상됨에 따라 밴드의 저항을 증가시켜 드라이버로 볼을 때릴 때 존재하는 강한 회전력을 반영해가도록 한다.

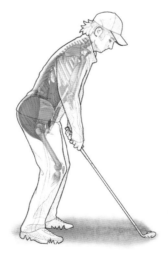

무릎 꿇어 배틀 로프 파동 견디기
Kneeling Battle Rope: Beat the Wave

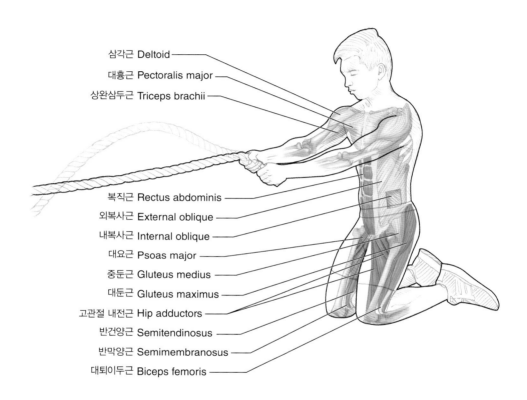

삼각근 Deltoid
대흉근 Pectoralis major
상완삼두근 Triceps brachii

복직근 Rectus abdominis
외복사근 External oblique
내복사근 Internal oblique
대요근 Psoas major
중둔근 Gluteus medius
대둔근 Gluteus maximus
고관절 내전근 Hip adductors
반건양근 Semitendinosus
반막양근 Semimembranosus
대퇴이두근 Biceps femoris

운동 방법

1. 머리, 척추, 엉덩이와 넓적다리를 위로 세운 채 무릎을 꿇는다. 운동 내내 몸을 가능한 한 똑바로 유지한다(엉덩이를 구부려서는 안 된다).
2. 운동 파트너를 향하면서 양손으로 배틀 로프의 한쪽 끝을 잡는다.
3. 운동 내내 팔꿈치를 곧게 그리고 곧장 몸의 앞쪽으로 유지하면서 어떠한 움직임에도 저항하도록 한다.
4. 파트너가 로프를 수직, 수평 또는 대각선 파동으로 급속히 움직이게 한다.
5. 30초 동안 이러한 파동에 의해 초래되는 어떠한 움직임에도 저항하도록 한다. 3회 반복한다.

관련근육

주동근육: 고관절 내전근, 대둔근, 복직근, 대요근, 햄스트링(반건양근, 반막양근, 대퇴이두근)

이차근육: 중둔근, 삼각근, 내/외복사근, 대흉근, 상완삼두근

골프 포커스

오거스타(Augusta)와 같은 코스에서, 또는 어디든지 세계적으로 언덕이 많은 코스에서 경기할 때 티잉 그라운드 외의 어느 곳에서든 평탄한 라이를 발견할 가능성은 흔히 매우 낮다. 그래서 골퍼의 몸은 척추가 다양한 경사와 자세에 처한 상황에서 힘을 생성해야 할 뿐만 아니라 많은 각도에서 척추에 작용하는 힘에 저항해야 한다. 이 운동에서 '파동을 견뎌내면' 골퍼는 다음 골프 시즌에서 경험할 예측 불가능한 자세와 높은 부하에 대처할 수 있는 몸을 만들게 된다.

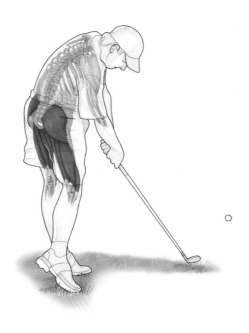

복근 플랭크 자세에서 교대로 팔 뻗기
Alternating Arm Reach in Abdominal Plank

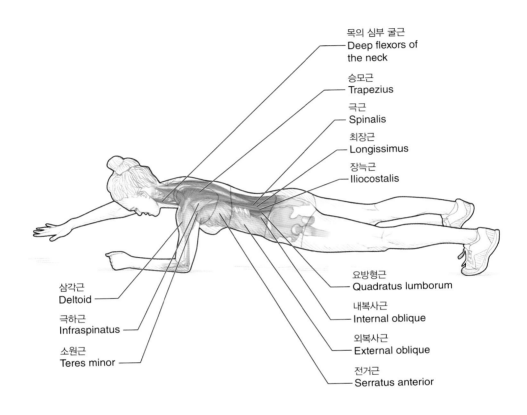

목의 심부 굴근
Deep flexors of
the neck

승모근
Trapezius

극근
Spinalis

최장근
Longissimus

장늑근
Iliocostalis

삼각근
Deltoid

극하근
Infraspinatus

소원근
Teres minor

요방형근
Quadratus lumborum

내복사근
Internal oblique

외복사근
External oblique

전거근
Serratus anterior

운동 방법

1. 손과 발가락으로 몸을 지지하는 푸시업 자세로 시작한다.
2. 팔꿈치를 90도로 구부리고 전완과 발가락으로 몸을 지지한다. 팔꿈치는 어깨 아래에 두고 손바닥은 바닥에 평평하게 대야 한다.
3. 마치 이중 턱을 만드는 것처럼 턱을 약간 안으로 당기고 정수리, 척추와 다리를 일직선으로 유지한다.
4. 오른팔을 몸의 앞쪽으로 내뻗어 편다. 손은 지면에서 2.5cm 정도 떨어져 있어야 한다. 잠시 멈춘다. 오른팔을 되돌려 전완을 다시 지면에 대고 왼팔로 반복한다.
5. 한쪽 당 5~12회 반복한다.

관련근육

주동근육: 척추기립근(극근, 최장근, 장늑근), 요방형근, 복직근, 목의 심부 굴근, 승모근

이차근육: 내/외복사근, 전거근, 삼각근, 회전근개(극하근, 극상근, 견갑하근, 소원근)

골프 포커스

골프 코스 주위로 가방을 나르든 혹은 카트를 밀든 골퍼는 골반과 중심부를 지지하는 강한 신체가 필요한데, 이들 부위가 중력의 당김에 저항하기 때문이다. 복근 플랭크 자세에서 교대로 팔 뻗기 운동은 팔, 어깨, 몸통, 골반과 엉덩이가 협력하게끔 하여 몸이 중립으로 정렬되는 자세를 유지하고 신체 내에서 근력과 탄력성을 기르도록 한다.

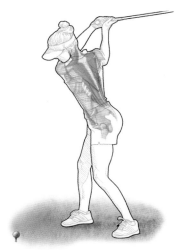

응용운동 무릎 꿇어 복근 플랭크 자세에서 교대로 팔 뻗기
Alternating Arm Reach in Kneeling Abdominal Plank

앞의 운동을 수행할 때 골반과 척추를 중립으로 유지하기 힘든 사람 혹은 척추 또는 어깨 통증에 시달리는 사람은 운동을 변경시켜 무릎을 지면에 대어 몸에 가해지는 스트레스를 감소시킬 수 있다. 이렇게 하면 지지 지점(발가락 대신 무릎)과 척추 사이의 거리가 단축되어 통증이 줄어들 것이다. 이러한 응용운동은 정렬에 집중하기가 좋고 부상에서 회복중인 사람에게 적합하다.

플랭크 자세에서 배틀 로프 당기기
Battle Rope Pull in Plank

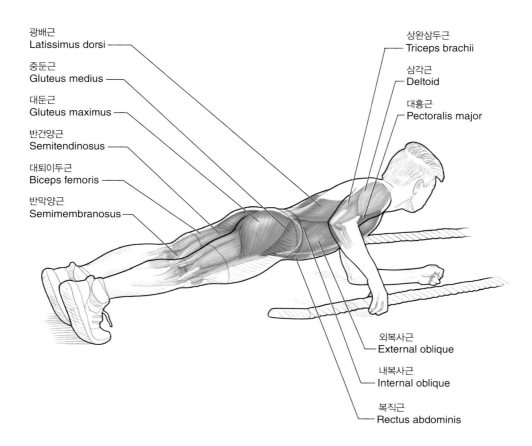

광배근
Latissimus dorsi

중둔근
Gluteus medius

대둔근
Gluteus maximus

반건양근
Semitendinosus

대퇴이두근
Biceps femoris

반막양근
Semimembranosus

상완삼두근
Triceps brachii

삼각근
Deltoid

대흉근
Pectoralis major

외복사근
External oblique

내복사근
Internal oblique

복직근
Rectus abdominis

운동 방법

1. 배틀 로프를 스쿼트 랙의 기둥처럼 고정되어 있고 매끄러운 물체에 두른다. 로프 길이의 수십 센티미터만 기둥의 우측(단측)으로 두고 나머지 길이는 기둥의 좌측(장측)으로 둔다. 배틀 로프의 양측 사이에서, 하지만 우측에 더 가까이서 전완과 발가락으로 몸을 지지하는 복근 플랭크 자세를 취한다.

2. 오른팔을 완전히 펴고 머리 위로 뻗은 채 로프의 단측을 붙잡는다. 운동 내내 척추를 길게 유지하고 골반의 처짐, 회전 또는 경사를 막도록 한다.

3. 로프를 잡은 오른손을 머리 위로부터 몸을 따라 당겨 오른손이 오른쪽 엉덩이 근처에 오도록 한다.

4. 로프를 놓고 오른손을 다시 머리 위로 뻗는다. 움직임을 반복한다. 배틀 로프를 거의 우측으로 당겨 로프의 좌측이 수십 센티미터만 남아 있을 때까지 계속한다.

5. 몸을 약간 왼쪽으로 밀고 왼손으로 반복한다.

6. 양쪽에서 각각 로프의 길이를 2~3가지로 해서 반복한다.

관련근육

주동근육: 대/중둔근, 내/외복사근, 복직근, 대요근, 광배근, 대흉근, 복횡근, 요방형근

이차근육: 상완삼두근, 삼각근, 햄스트링(반건양근, 반막양근, 대퇴이두근)

골프 포커스

다운스윙을 시작할 때 앞쪽 팔이 몸과 클럽을 타깃 쪽으로 당기는데, 좌측의 광배근이 이러한 동작을 일으키는 주요 근육의 하나이다. 그런 다음 뒤쪽 팔이 임팩트를 거쳐 몸을 가로질러 피니시 자세로 움직일 때 몸의 반대쪽에 있는 광배근이 몸의 속도를 늦추도록 하면서 신장된다. 광배근은 골반에 부착되고 반대쪽 대둔근까지 계속되는 큰 근육이다. 이 근육은 어깨, 허리 및 골반 안정성에 중요한 역할을 하며, 플랭크 자세에서 배틀 로프 당기기 운동은 이 근육이 큰 가동범위로 작용하도록 하면서 골프 스윙에서 경험하는 경우처럼 현저한 부하로 척추와 골반에 스트레스를 가한다. 이 운동에서 효율성을 기르면 스윙의 모든 단계를 통해 몸을 제어하고 골반, 척추와 팔의 관계를 유지하는 능력이 크게 향상될 것이다.

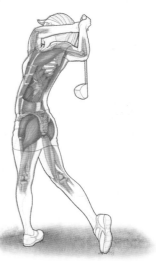

응용운동 무릎 꿇어 복근 플랭크 자세에서 배틀 로프 당기기
Battle Rope Pull in Kneeling Abdominal Plank

이 응용운동은 앞의 운동과 비슷하나, 발가락 대신 무릎을 지면에 댄다는 점이 다르다. 이는 운동을 보다 쉽게 한다. 척추를 길게 그리고 골반을 수평으로 안정되게 유지하는 것이 중요하다.

뒤로 물러나 어깨 내회전하기
Step Back Internal Shoulder Rotation

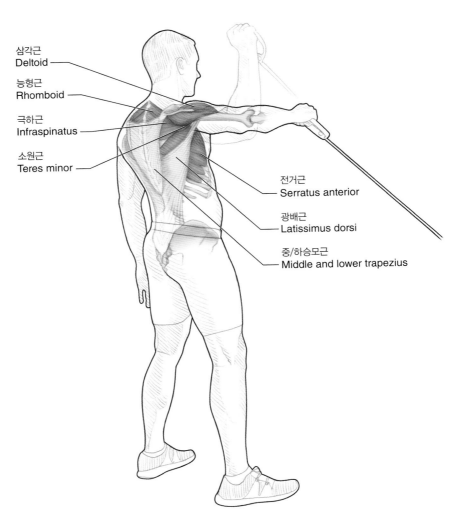

삼각근
Deltoid

능형근
Rhomboid

극하근
Infraspinatus

소원근
Teres minor

전거근
Serratus anterior

광배근
Latissimus dorsi

중/하승모근
Middle and lower trapezius

운동 방법

1. 밴드를 몸의 앞쪽으로 바닥과 허리 높이 사이 어딘가에 있는 고정된 물체에 부착한다. 몸의 앞쪽으로 내민 오른손으로 팽팽한 밴드를 잡은 채 적절한 자세로 똑바로 선다.

2. 견갑골이 하강 및 후인 되도록 한다. 오른팔을 우측으로 내밀고 어깨를 외회전시켜 어깨와 팔꿈치가 90도가 되도록 한다. 팔꿈치는 어깨 높이 정도로 위치해야 하고 전완은 지면에 수직이어야 한다(어

깨 외회전의 가동범위에 따라 전완은 수직 위치에서 앞쪽이나 뒤쪽으로 기울수도 있다).

3. 일단 어깨가 적절한 위치를 잡았으면, 팔의 자세를 변화시키지 않은 채 물러서서 밴드의 장력을 증가시킨다.

4. 이러한 자세를 8초 동안 유지한 다음 '천천히' 어깨가 내회전되도록 해서 전완이 지면과 평행하게 한다.

5. 시작 자세로 되돌아가고 8회 반복한다. 왼쪽 어깨로 반복한다.

관련근육

주동근육: 극하근, 소원근, 능형근, 삼각근, 전거근

이차근육: 광배근, 중/하승모근

골프 포커스

좋은 골프 스윙을 위해서는 어깨의 움직임이 매우 중요하나, 스윙 내내 어깨를 적절히 회전시키는 능력도 못지않게 중요하다. 골퍼가 백스윙으로 움직이면서 견갑골을 조절하는 근육이 안정되어 있어야 어깨가 적절하고 충분하게 회전할 수 있다. 그러나 스윙이 계속되면서 골퍼는 또한 스윙이 전환되는 동안 어깨 복합체를 적절히 안정화한 다음 어깨가 내회전으로 이동하면서 마침내 움직임을 제어할 수 있어야 한다. 이렇게 해야 골퍼는 다운스윙에서 적절한 궤도를 유지할 수 있고 팔로우 스루에서 클럽을 적절히 감속하여 부상을 방지할 수 있다.

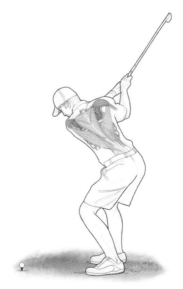

한쪽 다리로 호리존틀 촙
Single-Leg Horizontal Chop

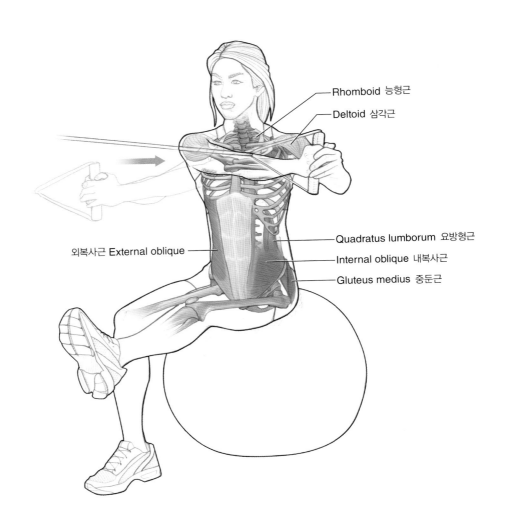

Rhomboid 능형근

Deltoid 삼각근

Quadratus lumborum 요방형근

Internal oblique 내복사근

Gluteus medius 중둔근

외복사근 External oblique

운동 방법

1. 저항밴드를 바로 몸의 오른쪽으로 있는 고정된 물체에 부착하고 양손으로 밴드의 손잡이를 잡는다.

2. 짐볼 위에 앉아 왼쪽 다리를 바닥에서 들고 오른쪽 다리를 바닥에 두어 그쪽 무릎과 엉덩이를 90도로 구부린다.

3. 팔꿈치를 고정하고 팔을 곧장 몸의 앞쪽으로 낸다. 밴드는 팔과 90도 각도를 이루어야 한다.

4. 머리와 무릎을 앞쪽으로 향하게 한 상태를 유지하면서 몸통을 왼쪽으로 충분히 회전시킨다.

5. 요구되는 횟수만큼 반복한 다음 반대쪽에서 반복한다.

관련근육

주동근육: 중둔근, 내/외복사근, 요방형근, 발의 내재근

이차근육: 삼각근, 능형근, 후경골근, 장비골근

골프 포커스

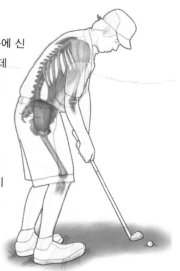

골프 스윙은 가동범위가 넓고 회전성이 매우 높은 스포츠이기 때문에 신체가 많은 어려움을 겪게 된다. 많은 사람이 양발로 균형을 잡는 데는 어려움을 겪지 않으나, 매우 빠르게 골프 스윙을 하게 되면 신체의 많은 부위가 불안정해진다. 이 운동은 엉덩이의 안정성을 강화하는 한편 저항과 함께 회전적인 요소를 포함시킨다. 골프 코스에서 하는 모든 스윙은 골퍼가 엉덩이를 중심으로 몸통을 회전시키면서 엉덩이를 안정화시켜야 한다. 이러한 중요한 능력이 결여되어 있으면 많은 스윙 실수가 일어나게 되고 일관된 타구는 결코 나오지 않을 것이다. 운동 중 발, 무릎과 엉덩이를 모두 하나의 선으로 유지해 좌우로 움직이지 않도록 한다. 이는 골프 스윙에서 흔들리고 밀리는 움직임을 방지하고 스윙이 이루어지는 견고한 기반을 제공하도록 도울 것이다.

응용운동 한쪽 다리로 케이블 호리존틀 촙
Single-Leg Horizontal Chop With Cable

앞의 운동은 조정 가능한 케이블 머신과 풀리 손잡이로도 수행할 수 있다. 케이블을 어깨 높이로 두어 시작 자세에서 몸과 90도 각도를 이루도록 한다. 앞의 운동과 동일한 움직임을 수행한다.

V 자세로 앉아 회전과 한쪽 팔 뻗기
V-Sit With Rotation and Single-Arm Reach

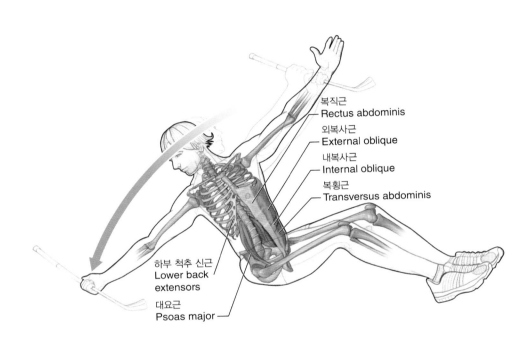

복직근
Rectus abdominis

외복사근
External oblique

내복사근
Internal oblique

복횡근
Transversus abdominis

하부 척추 신근
Lower back
extensors

대요근
Psoas major

운동 방법

1. 무릎을 구부리고 다리를 모으며 발뒤꿈치를 지면에 댄 채 앉는다. 팔은 양손으로 골프 클럽을 붙잡은 채 곧장 몸의 앞쪽으로 뻗어야 한다.
2. 복근의 수축을 느낄 때까지 몸통을 뒤로 약간 기울인다. 요추는 정상적인 중립 만곡을 그려야 한다.
3. 오른손으로 클럽을 들고 그쪽 팔을 뒤로 뻗으면서 몸통과 머리를 동시에 회전시킨다.
4. 좌측 복근을 수축시켜 시작 자세로 되돌아간다.
5. 천천히 5~8회 반복하거나 요추의 중립 만곡 자세를 유지할 수 없을 때까지 반복한다.
6. 휴식하고 왼쪽에서 반복한다.

관련근육

주동근육: 대요근, 복횡근, 내/외복사근

이차근육: 하부 척추 신근, 복직근

골프 포커스

다운스윙을 시작하면서 뻗은 앞쪽 팔로 큰 반경을 유지하려면 척추의 엄청난 제어와 골반, 복부 및 어깨 부위에서 상당한 유연성이 요구된다. 이 부위들 중 어느 곳에서든 제한이 있으면 어깨와 손 사이의 반경이 단축될(팔꿈치가 구부러질) 것이다. 이는 나쁜 스윙을 초래하고 파워 생성을 감소시킨다. 또한 반경의 단축은 임팩트 시 클럽 페이스가 직각을 이루도록 하기 위해 전신에 걸쳐 그에 따른 움직임을 일으킨다.

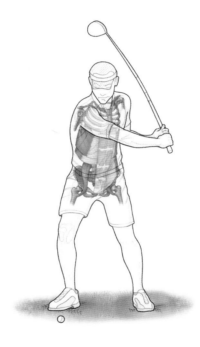

측면 플랭크 회전
Rotating Side Plank

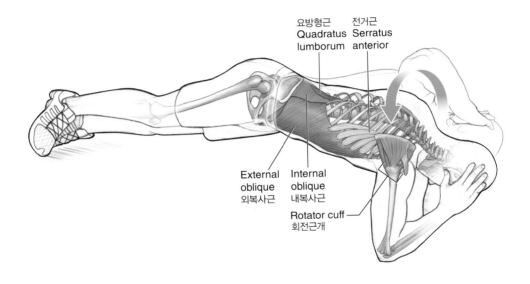

요방형근
Quadratus
lumborum

전거근
Serratus
anterior

External
oblique
외복사근

Internal
oblique
내복사근

Rotator cuff
회전근개

운동 방법

1. 왼쪽 전완을 바닥에 댄 채 완전한 측면 플랭크 자세를 취하고 오른손을 머리 뒤로 둔다.
2. 천천히 몸통, 엉덩이와 오른쪽 팔꿈치를 바닥 쪽으로 돌리되 몸통과 엉덩이를 일체로 움직인다.
3. 복사근과 왼쪽 어깨로 움직임을 일으킨다. 팔꿈치만 움직여서는 안 된다.
4. 동일한 근육을 제어해 사용하는 데 집중하면서 천천히 시작 자세로 되돌아간다.
5. 요구되는 횟수만큼 반복한 다음 반대쪽에서 반복한다.

관련근육

주동근육: 내/외복사근, 요방형근, 회전근개(극하근, 극상근, 견갑하근, 소원근)

이차근육: 전거근

골프 포커스

긴 홀에서 골퍼는 그린에 근접시키기 위해 긴 클럽으로 강력한 세컨드 샷을 해야 할 것이다. 이렇게 하려면 파워를 생성하는 능력은 물론 움직임의 정확성을 향상시켜야 한다. 측면 플랭크 회전 운동은 골반 및 몸통 안정성을 돕는 근육을 훈련시킬 뿐만 아니라 어깨를 강화하기도 한다. 이는 클럽 래그(club lag, 다운스윙에서 코킹을 지연시켜 클럽 헤드가 손을 뒤따라오게 하는 것)를 만들어 클럽 헤드 스피드를 증가시키는 능력을 향상시키게 된다. 클럽 길이와 스윙 스피드가 증가함에 따라 적절한 테크닉을 유지하기 위해 더 많은 근력이 필요하다. 이 운동을 수행할 때에는 복사근과 어깨 근육을 사용하여 움직임을 완료하는 데 집중한다. 이렇게 운동 중 움직임의 정확성에 주의를 기울이면 실제 스윙으로 잘 이행되도록 근육을 훈련시키게 된다.

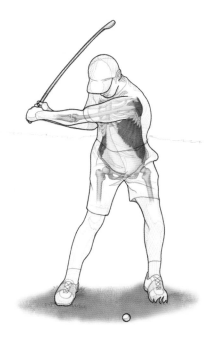

회전 저항 백 런지
Antirotational Back Lunge

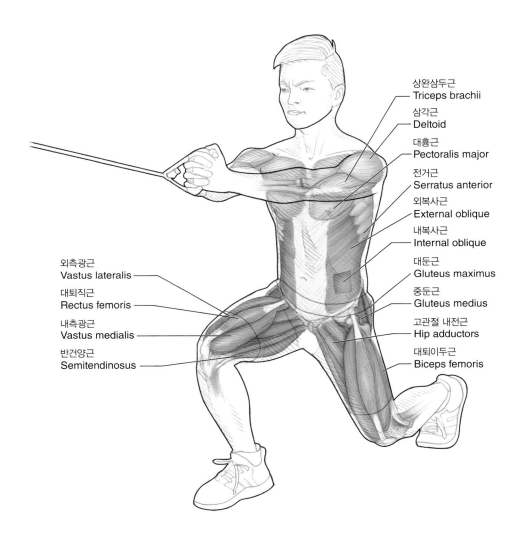

상완삼두근
Triceps brachii

삼각근
Deltoid

대흉근
Pectoralis major

전거근
Serratus anterior

외복사근
External oblique

내복사근
Internal oblique

대둔근
Gluteus maximus

중둔근
Gluteus medius

고관절 내전근
Hip adductors

대퇴이두근
Biceps femoris

외측광근
Vastus lateralis

대퇴직근
Rectus femoris

내측광근
Vastus medialis

반건양근
Semitendinosus

운동 방법

1. 밴드 또는 튜빙을 허리 높이에 있는 고정된 물체에 부착한다.

2. 튜빙 부착부가 몸의 오른쪽으로 있도록 선다. 양손으로 손잡이를 잡는다.

3. 튜빙 부착부의 반대쪽 측면으로 내디뎌 튜빙에 가벼운 장력을 생성한다.

4. 손잡이를 몸에서 밀어 내어 양팔이 펴지고 손잡이가 몸의 정중앙선과 정렬되도록 한다. 운동 내내 손잡이를 이러한 정중앙선 위치에 유지하도록 한다.

5. 왼쪽 다리를 뒤로 물려 백 런지 자세를 취한 다음 선 자세로 되돌아간다.

6. 오른쪽 다리로 반복한다.

7. 다리 당 5~10회 반복한다.

관련근육

주동근육: 대/중둔근, 고관절 내전근, 대퇴사두근(대퇴직근, 외측/내측/중간광근), 햄스트링(반건양근, 반막양근, 대퇴이두근), 내/외복사근

이차근육: 삼각근, 전거근, 대흉근, 상완삼두근

골프 포커스

볼에 임팩트가 이루어진 후 신체의 속도를 늦추기 위해 요구되는 것은 바로 다리, 엉덩이, 중심부와 어깨의 큰 근육을 사용하면서 횡단면(transverse plane, 수평면), 시상면(sagittal plane, 신체를 좌우로 가르는 면)과 관상면(coronal plane, 신체를 전후로 나누는 면)에서 몸통의 회전에 저항하는 것이다. 정상급 볼 스트라이커들에서 과소평가되고 있는 측면의 하나는 그들의 둔근, 대퇴사두근과 햄스트링의 크기이다. 케빈 채플, 게리 우드랜드, 안병훈, 헨릭 스텐손, 로리 맥길로이와 존 람은 모두 이들 근육의 양이 많다. 다리는 속도를 내는 동시에 속도를 늦추는 데도 모두 중요하다.

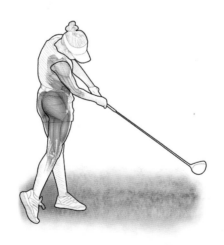

회전 저항 루마니아 데드리프트
Antirotational Romanian Deadlift

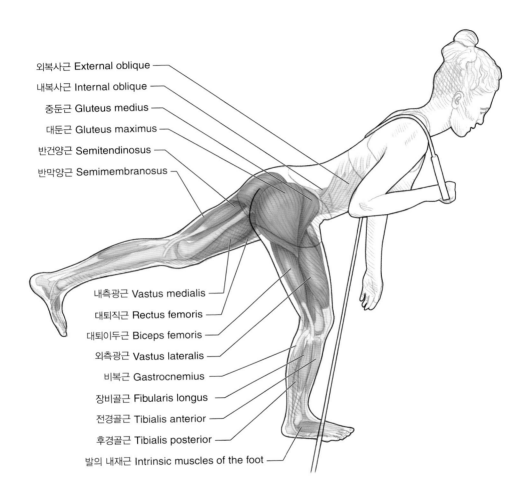

외복사근 External oblique

내복사근 Internal oblique

중둔근 Gluteus medius

대둔근 Gluteus maximus

반건양근 Semitendinosus

반막양근 Semimembranosus

내측광근 Vastus medialis

대퇴직근 Rectus femoris

대퇴이두근 Biceps femoris

외측광근 Vastus lateralis

비복근 Gastrocnemius

장비골근 Fibularis longus

전경골근 Tibialis anterior

후경골근 Tibialis posterior

발의 내재근 Intrinsic muscles of the foot

운동 방법

1. 밴드를 몸의 오른쪽으로 지면 근처에 있는 고정된 물체에 부착한다. 밴드를 몸의 앞쪽을 가로질러 왼쪽 어깨 아래로 그리고 등의 꼭대기 주위로 두른다. 밴드를 오른손으로 붙잡는다. 오른쪽 팔꿈치를 구부리고 몸의 오른쪽 옆으로 둔 상태를 유지한다.

2. 오른발로 서서 무릎을 약간 구부린다. 왼발을 지면에서 15㎝ 정도 들어 올린다.

3. 척추 전체를 곧게 유지하면서 고관절을 굴곡시켜 몸통을 앞쪽으로 내리고 왼쪽 다리를 몸 뒤로 올린다. 머리, 척추와 들린 다리가 운동 내내 서로의 관계를 유지해야 한다. 이는 들린 다리의 발뒤꿈치와 머리의 꼭대기 사이의 거리가 일정하게 유지되어야 한다는 의미이다.
4. 시작 자세로 되돌아간다. 운동 내내 몸의 어떠한 회전도 피한다.
5. 8~10회 반복한 다음 반대쪽에서 반복한다.

관련근육

주동근육: 발의 내재근, 대/중둔근, 햄스트링(반건양근, 반막양근, 대퇴이두근), 대퇴사두근(대퇴직근, 외측/내측/중간광근)

이차근육: 전/후경골근, 장비골근, 내/외복사근, 비복근

골프 포커스

많은 골퍼가 부하와 힘이 증가할 때 자신의 척추를 제어할 수 없다. 이렇게 되는 주요 이유 중 하나는 우리가 주로 시상면 세계에서 살고, 우리의 몸이 흔히 횡단면 및 관상면의 움직임을 경험하지 않으며, 우리가 이들 면을 통해 가해지는 고도의 힘에 신경을 쓰지 않기 때문이다. 회전 저항 루마니아 데드리프트 운동은 모든 면을 통해 몸을 단련하고 척추, 골반, 어깨 및 발 안정근의 탄력성을 기르도록 돕는다. 골퍼가 이 운동에 숙달하게 되면 상당히 유용한데, 스윙에서 고도의 속도 및 힘에도 불구하고 척추 자세를 제어할 수 있을 것이기 때문이다.

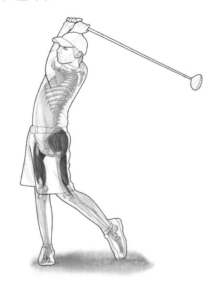

전후방 감속 점프
Forward and Back Deceleration Jumps

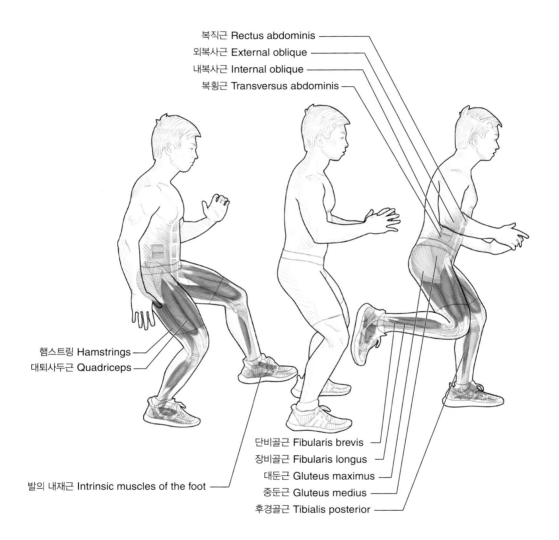

복직근 Rectus abdominis
외복사근 External oblique
내복사근 Internal oblique
복횡근 Transversus abdominis

햄스트링 Hamstrings
대퇴사두근 Quadriceps

단비골근 Fibularis brevis
장비골근 Fibularis longus
대둔근 Gluteus maximus
중둔근 Gluteus medius
후경골근 Tibialis posterior

발의 내재근 Intrinsic muscles of the foot

운동 방법

1. 발을 정면으로 향하게 하고 무릎을 약간 구부리며 척추를 똑바로 세운 채 운동 자세(athletic position)로 선다.

2. 왼발을 전방으로 내딛는다. 즉 왼발로 약간 점프해 나간다. 왼발로만 착지하고 왼쪽 무릎을 구부려 힘의 흡수를 돕는다. 무릎이 발 위로 유지되도록 하고 엉덩이를 측면으로 흔들지 않도록 한다.
3. 일단 안정되었으면 오른발을 후방으로 물린다. 즉 오른발로 약간 점프해 물러난다. 왼발로 한 것처럼 오른발로 착지한다.
4. 8~10회 반복한다. 측면을 바꾸어 오른발로 나가고 왼발로 물러난다. 8~10회 반복한다.

관련근육

주동근육: 대퇴사두근(대퇴직근, 외측/내측/중간광근), 햄스트링(반건양근, 반막양근, 대퇴이두근), 장/
단비골근, 발의 내재근, 후경골근

이차근육: 복횡근, 내/외복사근, 대/중둔근, 복직근

골프 포커스

서로 다른 방향의 힘을 발, 골반과 중심부를 통해 흡수하는 방법을 배우면 골퍼가 사용하는 클럽 또는 경험하는 라이(lie)에 상관없이 임팩트하려고 드라이브할 때 급속히 클럽을 감속하면서 몸을 조정하고 제어하기가 보다 쉬워진다. 전후방 감속 점프 운동은 몸의 후방, 전방과 측면을 따라 있는 근육을 단련하여 균형과 탄력성을 기르도록 돕는다. 이는 골퍼에게 보다 큰 스윙을 하도록 하고 그에 맞춰 몸이 반응할 것이라는 확신을 갖게 한다.

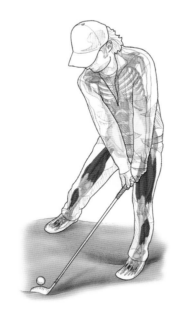

측면 스텝에서 측면 바운딩으로
Lateral Step Into Lateral Bounding

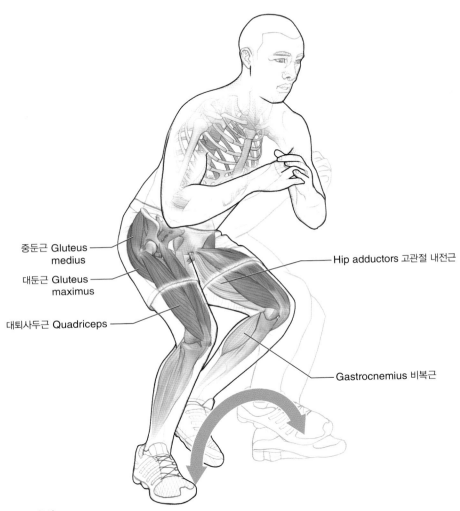

중둔근 Gluteus medius

대둔근 Gluteus maximus

대퇴사두근 Quadriceps

Hip adductors 고관절 내전근

Gastrocnemius 비복근

운동 방법

1. 양쪽 무릎을 약간 구부린 채 거의 오른발로 선다.

2. 왼쪽으로 크게 내딛는다. 왼발로 착지하되 왼쪽 무릎을 약간 구부리고 오른쪽 무릎을 구부리며 오른발을 지면에서 30㎝ 정도 뗀다. 엉덩이나 몸통이 왼발 바깥쪽으로 넘어가지 않도록 한다.

3. 다시 오른쪽으로 내딛거나 점프하고 반복한다. 자신의 진도와 점프하는 거리에 따라 측면 당 5~15회 반복한다.

4. 시간이 흐르면서 착지 시 떠밀리거나 흔들리는 일 없이 이 운동을 할 수 있을 것이다. 이에는 자신
   의 초기 능력에 따라 수일, 수주 또는 수개월이 걸릴 수도 있다. 일단 위와 같이 할 수 있으면, 좌우
   로 호핑(한 발 떼기) 그리고 궁극적으로 좌우로 완전한 바운딩 또는 점핑으로 진행한다.

관련근육

주동근육: 대/중둔근, 대퇴사두근(대퇴직근, 외측/내측/중간광근)

이차근육: 비복근, 고관절 내전근

골프 포커스

골프 스윙에서 파워의 생성은 지면으로부터 스피드를 생성해 클럽 헤드로
전달하는 능력에서 온다. 이러한 전달이 효율적으로 이루어지면 골퍼는 백
스윙과 다운스윙에서 생성하는 모든 파워로 볼을 칠 수 있다. 골퍼가 스윙의 전환
단계로 움직일 때, 파워는 체중 분포가 앞쪽 다리로 옮겨가면서 생성된다. 하체가
이런 파워 드라이버 샷을 시작하며, 일단 골퍼가 엉덩이를 안정화하면 이러한 에
너지가 운동 사슬을 따라 위로 전달되어 결국 클럽 헤드에 도달한다. 이 운동
은 골퍼가 하체에서 더 많은 파워를 생성하도록 돕고 아울러 골퍼가 하체를
보다 효과적으로 안정화하도록 도와 스윙에서 생성되는 모든 에너지가
임팩트 시 볼로 보내지게 한다. 이는 결국 보다 강력한 스윙을 일으켜
비거리가 증가한다. '측면 스텝에서 측면 바운딩으로' 운동이 아주
좋은 점은 가속뿐만 아니라 감속하는 법을 가르쳐준다는 것이다.

응용운동 메디신 볼 측면 바운딩
Lateral Bounding With Medicine Ball

메디신 볼을 사용하면 저항이 증가하고 팔을 사용하여 안정을 기할 수 없으므로 균형을 잡는 능력이
보다 집중적으로 길러진다. 팔꿈치를 구부린 채 메디신 볼을 가슴 바로 앞쪽으로 든다.

응용운동 몸통 회전 측면 바운딩
Lateral Bounding With Turns

이렇게 간단히 몸통 회전을 추가하면 균형과 안정성이 크게 길러지고 아울러 골프 회전의 훈련에 도움
이 될 것이다. 일단 착지하면 양팔을 가슴에서 교차시키고 몸통을 회전시키되, 먼저 지지하는 다리 쪽
으로 회전시키고 그런 다음 반대쪽으로 회전시킨다.

뎁스 드롭
Depth Drop

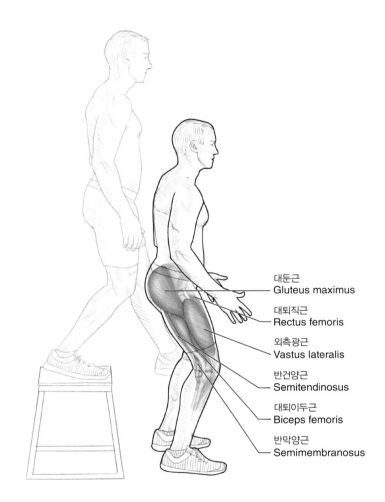

대둔근
Gluteus maximus

대퇴직근
Rectus femoris

외측광근
Vastus lateralis

반건양근
Semitendinosus

대퇴이두근
Biceps femoris

반막양근
Semimembranosus

운동 방법

1. 벤치 또는 플라이오메트릭 박스의 꼭대기 위에 선다.
2. 벤치 또는 박스에서 발을 내딛어 양발을 대략 엉덩이 너비로 벌린 채 착지하면서 엉덩이와 무릎이 구부러지도록 하고 몸을 내려 스쿼트 자세를 취한다.
3. 가능한 한 작은 스쿼트 자세를 취하여 몸의 하강을 늦추도록 하고 착지 중 발 전체로 디뎌 체중이 전부 발가락에 실리지 않도록 한다.

4. 다시 벤치의 꼭대기 위에 서고 요구되는 횟수(5~10회)만큼 반복한다.

5. 수주 및 수개월에 걸친 훈련을 통해 몸의 속도를 늦추는 능력이 나아지면서는 점차 더 높은 플라이 오메트릭 박스 위에 서서 하중과 난이도를 증가시켜도 된다.

관련근육

주동근육: 대퇴사두근(대퇴직근, 외측/내측/중간광근), 대둔근,
　　　　　햄스트링(반건양근, 반막양근, 대퇴이두근)

이차근육: 고관절 내전근

골프 포커스

멋진 골프 스윙의 요소들 중 하나는 다리 근력이 체중을 앞쪽 다리로 옮겨서 임팩트 시 고관절을 위로 신전시키는 것이다. 이와 같은 움직임은 지면에 대해 엄청난 양의 힘을 가하고 지면은 다시 그러한 힘을 골퍼에게 되돌린다. 이것이 골프 스윙에서 파워 생성의 초기 단계이다. 동시에 골퍼는 스윙 내내 다양한 힘에 저항하여 적절한 자세를 유지할 수 있어야 한다. 뎁스 드롭 운동은 다리와 엉덩이의 근력을 기르면서 이들 부위의 근육이 신장성으로 작용하게 하여 몸을 감속하도록 도울 것이다. 양발을 외회전시키면 낮은 자세에서 고관절이 더 쉽게 움직일 수 있고 대체로 무릎에 가해지는 스트레스가 줄어든다.

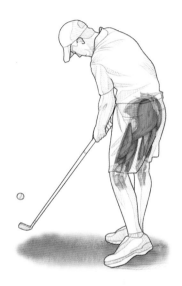

응용운동 　중량 조끼 뎁스 드롭
　　　　　Depth Drop With Weight Vest

높은 벤치 또는 박스가 없을 경우에 뎁스 드롭 운동의 난이도를 크게 올리는 손쉬운 방법은 중량 조끼를 착용하는 것이다. 중량 조끼는 추가된 질량을 몸의 중앙 가까이로 유지해 팔을 필요에 따라 움직이도록 하여 몸을 감속하게 한다.

비거리 증가를 위한 근력 강화
STRENGTH FOR INCREASED DISTANCE

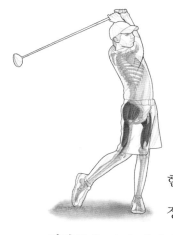

한 선수가 최선의 경기를 펼치는 데 필요한 근력 수준을 결정하는 것은 어렵다. 체력 단련실에서 PGA 투어의 일부 장타자들을 보면 체형이 그리 인상적이지 않다고 여겨질 것이지만, 저스틴 토마스와 리키 파울러처럼 작은 선수들이 여전히 믿기 어려운 클럽 스피드를 내고 볼을 긴 거리로 보내는 것을 보면 놀랍지 않을 수 없다. 무엇이 이를 가능하게 할까? 더스틴 존슨과 부바 왓슨처럼 다른 일부 선수들은 긴 사지와 지렛대 작용을 통해 물리학과 기하학을 활용하여 빠른 클럽 헤드 스피드를 낼 수 있다. 더스틴 존슨은 피트니스 센터에서 빠른 귀가를 생각하지만 부바 왓슨은 그렇지 않다. 반면 로리 맥길로이, 제이슨 데이, 조던 스피스와 케빈 채플은 자신의 훈련 프로그램에서 피트니스의 중요성을 강조하여 골프 스윙이 신체에 가하는 스트레스를 최소화하고, 러프에서 볼을 쳐내는 능력의 우위를 차지하도록 돕는다.

PGA 투어에서 10년 넘게 일하면서 우리는 근력 훈련이 선수의 경기력에 미치는 긍정적인 효과를 보아왔다. 그러나 일부 선수들은 근력 기반 프로그램에 심히 집중하고 피트니스 센터에서 운동 수행능력을 극적으로 향상시키지만 골프 코스에서의 개선은 미미하다. 일부 극단적인 경우에 선수들은 근력에 집중하는 훈련 프로그램을 수행한 후 비거리가 줄고 보다 잦은 부상을 일으켰다. 코스에서 역량과 경기력을 향상시키기 위해 근력 훈련을 할 경우에 왜 일부 선수들은 나아지고 다른 일부는 나빠질까?

대부분의 경우에 그 답은 놀라울 정도로 간단하다. 이전에 혹은 동시에 근력 기반 훈련 프로그램을 실시한 후 놀라운 성공을 경험한 선수들은 근력 기반 운동을 적절히 수행하는 데 그리고 골프 스윙에서 선호되는 가동범위로 움직이도록 하는 데 필요한 가동성, 신체 자각과 신경계 조절 능력을 길렀다는 것이다. 코스에서 근력 훈련의 성과를 보지 못한 선수들은 그렇지 않았다. 종전 PGA 투어 선수들 가운데 피트니스 센터에서 몸을 향상시키려고 노력하였지만 근력 증진에 집중하기 전에 가동성과 신체 제어란 견실한 기반을 만들 필요성을 인식하지 못하였던 골퍼들이 수두룩하다. 이들 중 많은 선수가 부상을 일으켰고 퇴보하였거나 그저 자신의 경기 수준을 유지할 뿐이었다.

골퍼는 피트니스 센터에서 머신을 이용한 웨이트 또는 프리 웨이트로 훈련하면서 평균 이상의 근력을 기를 수 있으나, 그러한 피트니스로 키워진 근력을 필드에서 적절히 사용할 수 없으면 체력 훈련에 들이는 시간을 상당히 낭비하고 있는 셈이다. 전통적인 보디빌딩은 골프를 위한 체력 훈련에 거의 또는 전혀 소용이 없다. 움직임이 아니라 개별 근육에 너무 초점을 두기 때문이다.

뇌는 개별 근육에 대한 이해를 저장하는 것보다 훨씬 더 큰 능력으로 움직임을 저장한다. 뇌에서 특정한 영역이 활성화되거나 신호를 받으면 운동 프로그램(움직임)이 가동된다. 운동선수의 움직임과 일상 활동은 신체의 여러 부위가 동시에 또는 협동해 작용하도록 요하므로, 신체 부위에 초점을 두는 전통적인 훈련은 운동선수의 훈련 프로그램에 거의 소용이 없다.

아울러 전통적인 근력 및 파워 훈련 프로그램은 대부분 팔과 다리를 동일한 방향과 동일한 관절 각도로 함께 움직이도록 요한다. 상체를 예로 들면 벤치 프레스, 풀업, 풀다운, 삼두근 풀다운, 딥 등이 있다. 이들 각각의 운동은 움직임을 지지하기 위해 안정되거나 경직된 흉추를 요한다. 문제는 양쪽 사지를 동일하게 움직이면서 경직된 흉추를 요하는 운동 상황이 거의 없다는 것이다. 볼을 던지는 것, 골프 스윙이나 하키 샷을 하는 것, 배트를 스윙하는 것, 달리는 것과 펀치를 날리는 것은 모두 운동선수의 흉추가 움직여(굴곡, 신전, 회전을 하여) 사지를 효과적으로 위치시키면서 한쪽 팔은 당기고 다른 쪽 팔은 밀도록 요한다. 전통적인 훈련 운동은 관련 관절 복합체들 사이에 이러한 유형의 움직임을 촉진하지 않는다. 사실 이와 같은 운동은 그 반대 패턴의 움직임을 촉진하며, 그 결과는 몸통을 거의 움직이지 않고 상완와관절(어깨관절)을 이용해 팔만 저으면서 걷는 피트니스 센터 운동광의 경직된 걸음걸이에서 흔히 볼 수 있다.

그렇다고 근력이 중요하지 않다는 말은 아니나, 개별 근육들이 서로 소통하고 협력할 수 없으면 그러한 근력은 골프 스윙에서 쓸모없을 것이다. 이러한 이유로 개별 근육의 근력을 향상시킬 뿐만 아니라 근육들이 협력하는 방식을 개선하는 운동으로 체력 훈련 프로그램을 구성하는 것이 중요하다. 이것이 바로

그저 순수한 근력이 아니라 기능적 근력(functional strength)을 만든다는 말의
의미이다.

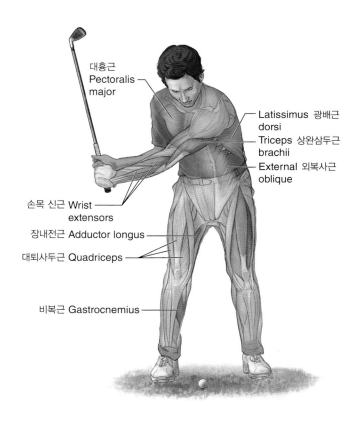

대흉근
Pectoralis
major

Latissimus 광배근
dorsi
Triceps 상완삼두근
brachii
External 외복사근
oblique

손목 신근 Wrist
extensors
장내전근 Adductor longus
대퇴사두근 Quadriceps

비복근 Gastrocnemius

그림 6-1. 기능적 근력은 스윙 내내 근육들이 서로 소통하도록 한다.

점점 더 젊고 보다 탄탄하며 더 잘 훈련된 운동선수가 PGA 투어의 대세가
되면서 골퍼의 몸은 이를 따라가기 위해 가능한 한 잘 움직여야 한다. 40세의
헨릭 스텐손이 제145회 오픈챔피언십에서 46세의 필 미켈슨과 전설적인 대결을
벌여 우승할 수 있었던 주요 이유 중의 하나는 두 선수가 그 메이저 대회에서
경기하기 전 수년 동안 자신의 몸에 우선순위를 두었기 때문이다. 두 운동선수

는 PGA 투어에서 10여 년간 경기에 출장하면서 우리가 갖게 된 견해의 하나를 실증한다. 즉 적절한 가동성과 신체 자각이 운동선수의 훈련 프로그램에서 중요한 부분이라는 것이다.

진정으로 골프에 강하려면 골프 스윙 중 요구되는 가동범위 전반에 걸쳐 근력을 갖춰야 한다. 가동범위의 어느 부분에서 어느 관절이라도 약할 경우에는 골프 스윙이 무너질 것이다. 벤치 또는 전통적인 머신을 사용하면서 한쪽 방향으로만 웨이트를 들어 올리면 골퍼가 기를 수 있는 기능적 근력이 크게 제한된다. 이러한 접근법은 신체가 운동을 수행하면서 가동범위 전반에 걸쳐 안정화를 이루고 유지할 필요를 없앤다. 이렇게 움직임이 일어나는 동안 신체를 안정화하는 능력은 골프에 필요하므로 골퍼의 체력 훈련 프로그램에 비중 있게 포함되어야 한다. 이것이 근력 훈련 부분의 일부가 되면 체력 훈련에서 길러진 근력이 한층 더 높은 비율로 골프 코스로 옮겨지기 시작한다.

이와 같은 이유로 이번 장은 이전 장들에서 설명한 움직임과 개념들을 확장하고 이들을 보다 기능적인 움직임으로 통합하는 운동으로 구성되어 있다. 이 장에서 소개하는 운동은 가동성(제3장), 균형과 고유수용감각(제4장), 그리고 회전 저항과 감속(제5장)에 관한 장들에서 다룬 운동을 편안하게 적절한 자세로 완료할 수 있을 때에만 수행해야 한다. 이미 전제조건으로 제시한 수준의 신체 제어력을 길렀고 근력과 파워를 주제로 하는 장들에서 소개하는 운동을 쉽게 수행할 수 있는 골퍼라면 이 장의 운동을 자신의 훈련 프로그램에 포함시킨 후 놀라운 효과를 볼 것이 분명하다.

많은 사람이 골퍼는 달리거나, 점프하거나, 또는 상대방을 쓰러뜨리지 않으므로 강할 필요가 없다고 생각한다. 이러한 시각은 아마도 '근력'이라는 단어가 대개 대단한 근육을 자랑하는 남자가 피트니스 센터에서 135kg의 중량으로 벤치 프레스를 하는 이미지를 상기시키기 때문일 것이다. 이는 근력의 한 유형이며 근력에는 기타 많은 유형이 있다. 이미 설명하였듯이 골퍼가 최고 수준의 경기력을 발휘하기 위해서는 '기능적' 근력이 요구된다. 또한 근력이 중요한 또 다른 핵심적인 이유가 있는데, 바로 부상 방지이다.

보통 사람은 결코 '골프'를 '부상'과 연관시키지 않을 것이다. 그러나 모든 프로 골퍼와 열정적인 아마추어 골퍼가 알고 있듯이 부상은 골프 스포츠에 만연해 있고 사실상 거의 불가피하다. 투어 수준에서 발생하는 부상에 관한 통계치를 보면 엄청나다. 투어를 하는 전체 프로 골퍼의 약 절반이 매년 어떤 부상을 당하고 이로 인해 그들은 많은 주에 걸쳐 투어에 결장한다. 투어에 참가하는 선수들 중에서도 최고 30%는 사실상 부상을 안고 경기한다. 통계적으로 골프 선수들의 부상 수치는 매우 높은 수준이며, 어느 해에 어떤 부상은 투어 카드를 유지하느냐 못하느냐의 차이를 가져올 수 있다. 투어를 하는 프로인 경우에 투어 카드의 확보는 직장을 갖는 것과 같다. 이 카드를 놓치는 것은 직장을 잃는 것이다. 프로가 아닌 골퍼인 경우에 부상은 수개월의 결장 혹은 한층 더 심하면 골프를 아예 그만두는 결과를 의미할 수도 있다. 이와 같은 이유들만으로도 골퍼는 골프 근력을 증가시켜 가능한 한 부상을 방지할 수 있도록 해야 한다.

골프에서 일어나는 부상에는 결합조직 및 근육 손상 등 두 가지 유형이 있다. 골프에서는 무거운 하중을 짊어지거나 옮기지 않지만(캐디가 아니라면), 스윙의 스피드 때문에 매우 큰 힘이 발생한다. 근육과 관절은 이러한 힘을 생성하도록 도울 뿐만 아니라 스윙의 속도를 늦추고 궁극적으로 정지시키기 위해 반대의 힘도 생성할 수 있어야 한다. 근력(개별적 및 기능적 근력 모두)이 증가함에 따라 골프 스윙의 힘을 견뎌내는 능력도 향상된다. 근육과 결합조직에서 이와 같은 힘을 생성하고 늦추는 근력과 탄력성이 충분하지 않으면 당연히 부상이 일어난다.

이 장에서 소개하는 운동을 자신의 운동 프로그램에 적절히 포함시키면 골프 스윙에서 자신감과 신체 역량이 모두 급속히 향상될 것이다. 아울러 덤으로 부상 때문에 시간을 뺏기지도 않아 경기력의 진전을 더디게 하는 일은 없을 것이다. 이러한 운동으로 운동 수행능력이 향상됨에 따라 코스에서 몸을 더욱 쉽게 제어할 수 있을 것이다. '기능적으로 강해져라.' 그러면 '골프에 강해질' 것이다.

초기에는 다음에 소개하는 운동을 8~12회 반복이 가능한 부하로 수행한다. 저항밴드, 케이블 머신 또는 프리 웨이트를 사용해야 하는 운동인 경우에 세트 당 12회 반복으로 3세트의 완료가 가능할 정도의 낮은 저항으로 시작한다. 12회 반복으로 3세트를 완료할 수 있을 때에는 저항 또는 웨이트를 증가시키고 보다 적은 횟수로 반복하되, 반복하는 동안 내내 적절한 자세를 유지할 수 있도록 한다. 오직 체중만을 요하는 운동인 경우에 6~8회 반복으로 2세트 또는 3세트를 하며 시작한다. 일단 8회 반복으로 3세트를 쉽게 완료할 수 있으면 10회 반복으로 증가시킨다. 일부 운동들은 다른 횟수의 반복을 요할 수도 있다. 이러한 경우에는 반복 횟수가 운동 설명에 포함되어 있다.

전방 스쿼트
Front Squat

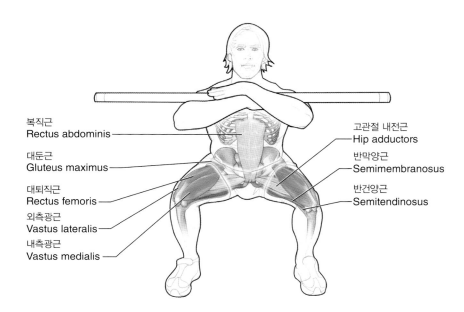

복직근
Rectus abdominis

대둔근
Gluteus maximus

대퇴직근
Rectus femoris

외측광근
Vastus lateralis

내측광근
Vastus medialis

고관절 내전근
Hip adductors

반막양근
Semimembranosus

반건양근
Semitendinosus

운동 방법

1. 다리를 어깨너비 정도로 벌리고 발을 약간 바깥으로 돌린 채 선다. 양팔을 교차시킨 채 가슴을 가로 질러 바를 들어 지지한다. 가능하다면 팔꿈치를 어깨 높이로 두어야 한다.
2. 무릎은 정면을 향하고 발목 위로 두어야 하며, 몸의 중앙 쪽으로 안으로 처져서는 안 된다.
3. 둔부를 뒤쪽으로 밀면서 동시에 무릎을 외측으로 밀어 스쿼트 자세로 몸을 내린다. 발의 아래 족궁 이 뚜렷한 아치를 그린 채 발뒤꿈치와 엄지발가락이 지면에 닿아 있어야 한다.
4. 지면으로 밀면서 시작 자세로 되돌아가고 반복한다.

관련근육

주동근육: 대둔근, 햄스트링(반건양근, 반막양근, 대퇴이두근), 대퇴사두근(대퇴직근, 외측/내측/중간 광근)

이차근육: 복직근, 고관절 내전근

골프 포커스

이 책에서 내내 언급하였듯이 파워는 지면으로 몰아가는 다리에서 생성되어야 한다. 전방 스쿼트는 다리와 둔부 전체의 근육을 강화하는 환상적인 운동이다. 세계 최고의 골퍼들은 임팩트 직전에 골반을 사용해 동작을 몰아간다. 이러한 골반으로 몰아가기는 골퍼를 지면에 고정하도록 도와주고 그 파워가 신체를 통해 클럽으로 적절히 전달되도록 한다. 이 운동을 통해 골반과, 골프 경기에서 필요한 더 많은 근력의 생성을 돕도록 한다. 웨이트 없이 또는 중량이 거의 없는 웨이트로 시작해 근육이 보다 강해짐에 따라 웨이트의 중량을 조금씩 늘린다. 아래 그림을 보면 골퍼가 골반을 통해 강한 신전을 일으키고 실제로 다리와 둔부의 큰 근육을 활용하여 지면으로부터 최대의 에너지를 이끌어낸다는 점을 알 수 있다.

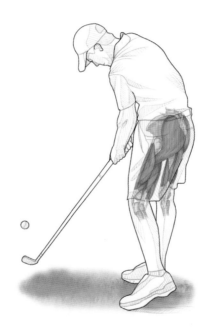

고블렛 워킹 런지
Goblet Walking Lunge

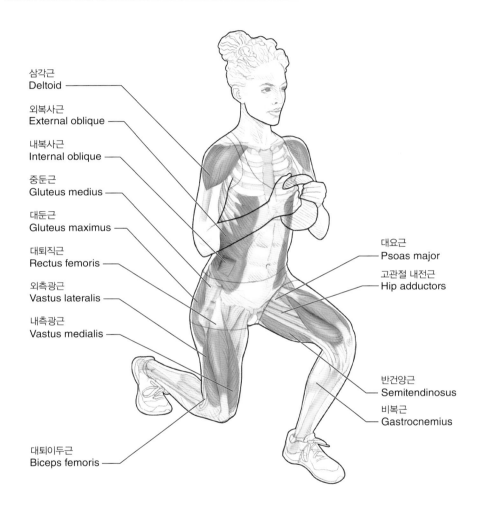

삼각근
Deltoid

외복사근
External oblique

내복사근
Internal oblique

중둔근
Gluteus medius

대둔근
Gluteus maximus

대퇴직근
Rectus femoris

외측광근
Vastus lateralis

내측광근
Vastus medialis

대퇴이두근
Biceps femoris

대요근
Psoas major

고관절 내전근
Hip adductors

반건양근
Semitendinosus

비복근
Gastrocnemius

운동 방법

1. 양발을 어깨너비로 벌리고 양손으로 덤벨 또는 케틀벨을 가슴에서 약 15㎝ 앞쪽으로 든 채 선다.
2. 왼발을 앞쪽으로 내딛고 오른쪽 무릎을 지면 바로 위로 내린다. 왼쪽 무릎이 왼쪽 엄지발가락을 지나 몸의 정중선 쪽으로 무너지도록 해서는 안 된다. 무릎은 발과 정렬된 상태가 유지되어야 한다.
3. 오른발을 밀고 왼쪽 무릎을 당겨 신전시켜 전방으로 걷는다.
4. 반대쪽 다리에서 반복한다.

관련근육

주동근육: 대퇴사두근(대퇴직근, 외측/내측/중간광근), 대둔근, 햄스트링(반건양근, 반막양근, 대퇴이두근), 삼각근, 내/외복사근

이차근육: 중둔근, 대요근, 비복근, 고관절 내전근

골프 포커스

고블렛 워킹 런지는 엉덩이와 다리의 근력을 기르면서 아울러 하체의 적절한 움직임 패턴을 훈련시키는 데 아주 좋은 운동이다. 골프 스윙 중 엉덩이, 무릎과 발목의 적절한 정렬을 유지하는 것은 파워를 지면에서 줄곧 상체로 효율적으로 전달하는 데 중요하다. 스윙의 많은 지점에서 엉덩이, 무릎과 발목이 안정적으로 유지되어야 하는 가운데 신체의 기타 부위는 힘을 생성한다. 이 운동과 같은 런지는 몸통을 똑바로 유지하면서 하체에서 이러한 안정성과 근력을 기르도록 도와준다. 이 둘을 모두 제어할 수 있으면 에너지 전달이 향상되어 보다 일관된 타구가 나올 것이다.

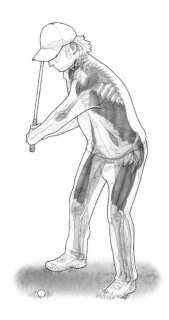

무릎 올려 리버스 런지
Knee-Up Reverse Lunge

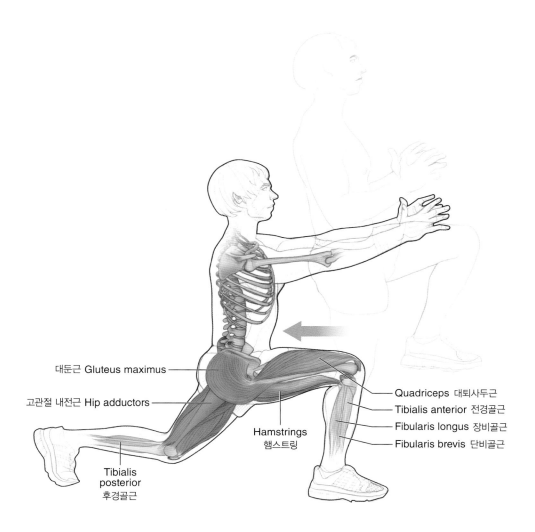

대둔근 Gluteus maximus

고관절 내전근 Hip adductors

Quadriceps 대퇴사두근

Tibialis anterior 전경골근

Fibularis longus 장비골근

Fibularis brevis 단비골근

Hamstrings
햄스트링

Tibialis
posterior
후경골근

운동 방법

1. 오른쪽 다리로 서서 왼쪽 무릎을 엉덩이 높이로 올리고 90도로 구부리며 왼쪽 넓적다리를 지면과 평행하게 한다.
2. 왼쪽 다리를 곧장 몸 뒤로 뻗고 발을 지면에 댄다.

3. 왼쪽 무릎을 곧장 아래로 내려 지면에서 약 5㎝ 위로 둔다.

4. 오른쪽 발뒤꿈치를 통해 밀어 시작 자세로 되돌아간다.

5. 요구되는 횟수만큼 반복한 다음 반대쪽 다리로 반복한다.

관련근육

주동근육: 대둔근, 대퇴사두근(대퇴직근, 외측/내측/중간광근), 고관절 내전근, 햄스트링(반건양근, 반막양근, 대퇴이두근)

이차근육: 전/후경골근, 장/단비골근

골프 포커스

이는 균형을 촉진할 뿐만 아니라 어느 정도 다리의 근력을 길러주기도 하는 아주 좋은 운동이다. 적절한 자세를 유지하는 것은 근육을 적절히 작용시키고 가장 효율적인 결과를 얻는 데 중요하다. 리버스 런지 자세를 취하면서 그리고 그 자세로부터 일어설 때 대부분의 체중을 앞쪽 발뒤꿈치에 싣는다. 이렇게 하면 둔근이 가능한 한 많이 활성화된다. 또한 뒤로 물리는 발은 지면에 살짝만 닿아야 한다. 이렇게 하면 체중이 앞쪽 발뒤꿈치에 실리고 균형이 가능한 한 많이 촉진된다. 무릎 올려 리버스 런지 운동은 파워가 조금 더 요구되는 샷을 할 때 필요한 근력, 균형과 근육 제어력을 길러준다.

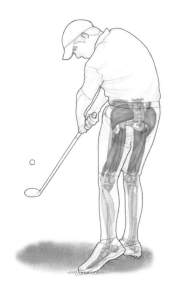

푸시업과 플랭크
Push-Up to Plank

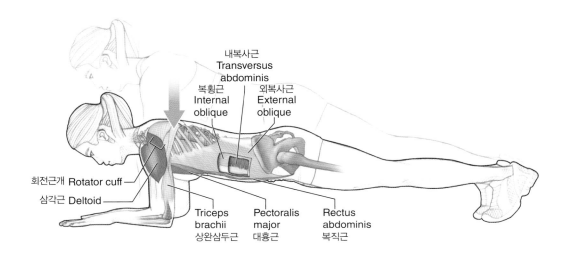

내복사근
Transversus
abdominis

복횡근
Internal
oblique

외복사근
External
oblique

회전근개 Rotator cuff

삼각근 Deltoid

Triceps
brachii
상완삼두근

Pectoralis
major
대흉근

Rectus
abdominis
복직근

운동 방법

1. 양손을 어깨 바로 아래에 둔 채 푸시업 자세로 시작한다.
2. 양팔을 한 번에 하나씩 구부려 몸을 내려 체중이 전완과 발가락에 의해 지지되도록 한다(플랭크 자세처럼).
3. 몸을 차례로 내리면서 엉덩이가 좌우로 많이 움직이지 않도록 한다.
4. 양팔을 한 번에 하나씩 펴서 시작 자세로 되돌아간다.
5. 요구되는 횟수만큼 반복한다.

관련근육

주동근육: 삼각근, 대흉근, 복직근, 복횡근
이차근육: 상완삼두근, 내/외복사근, 회전근개(극하근, 극상근, 견갑하근, 소원근)

골프 포커스

골퍼라면 누구나 훌륭한 티샷을 한 후 볼이 페어웨이를 날아가다 깊은 러프에
빠진 것을 알고는 페어웨이를 따라 걸으면서 실망감을 느껴보았을 것이다. 이러한
경우에 하드 그린으로는 숏 아이언 샷을 하며, 조금 스핀을 주면 볼을 비교적 깃대
가까이 붙이는 데 도움이 된다. 헨릭 스텐손, 게리 우드랜드와 안병훈은 이러한
어프로치 샷을 쉽게 한다. 왜일까? 그들은 테크닉이 탁월한 외에 발에서 다리,
중심부, 어깨와 팔에 이르기까지 기능적 근력도 매우 강하다. 그들은 러프에서
클럽 헤드 스피드 또는 클럽 안정성을 그리 잃지 않는 채 플레이하고 러프
탈출 시 볼에 어느 정도 스핀을 줄 정도로 여전히 볼에 압박을 가할
수 있다. 푸시업과 플랭크는 적절히 하기가 어려운 운동이나,
골반에서 중심부, 어깨와 팔에 이르기까지 근력을 기르는 데
도움이 될 것이다.

응용운동 무릎 대고 푸시업과 플랭크
Push-Up to Plank From Knees

앞의 운동을 발가락을 댄 채 할 근력이 없을 경우에는 운동을 변형시켜 무릎을 지면에 대고 해도 된
다. 이 응용운동은 앞의 운동을 막 시작한 골퍼에게 아주 좋다.

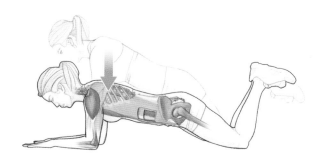

T자 푸시업
T Push-Up

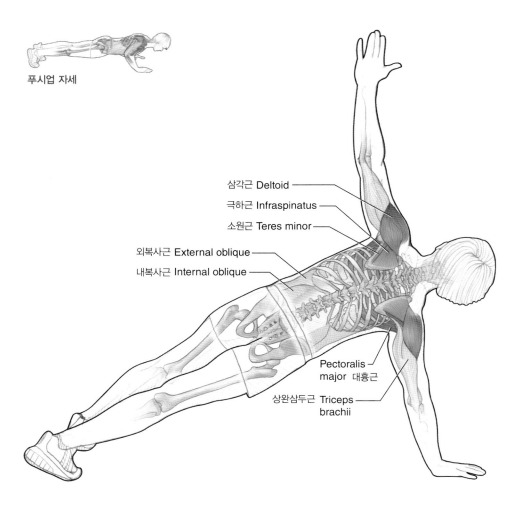

푸시업 자세

삼각근 Deltoid

극하근 Infraspinatus

소원근 Teres minor

외복사근 External oblique

내복사근 Internal oblique

Pectoralis major 대흉근

상완삼두근 Triceps brachii

운동 방법

1. 푸시업 자세로 시작한다.

2. 정상적인 푸시업을 하되, 몸을 올리면서 오른손으로 균형을 잡고 왼손을 위로 들어 올리며 몸통을 왼쪽으로 회전시킨다.

3. 가슴이 왼쪽 정면을 향하고 왼손이 곧장 천장을 가리킬 때까지 몸통을 돌린다.

4. 천천히 푸시업 시작 자세로 되돌아가고 반대쪽에서 반복한다.

관련근육

주동근육: 극하근, 소원근, 삼각근, 대흉근

이차근육: 상완삼두근, 내/외복사근

골프 포커스

다운스윙 시 손목이 빨리 풀리는 것을 방지하기 위해서는 팔과 어깨의 각도를 적절히 유지해야 한다. 클럽의 길이가 길수록 이러한 각도를 유지하기 위한 근력과 안정성이 더욱 강조된다. 그러므로 세컨드 샷에서 페어웨이 우드를 사용해야 하는 경우에 안 좋은 스윙이 되지 않게 하려면 이와 같은 어깨 안정성이 중요하다. T자 푸시업 운동은 어깨의 안정화 근육을 강화할 뿐만 아니라 이러한 근육을 더 잘 제어하도록 돕는다. 이 운동을 올바로 하기 위해서는 대부분의 움직임이 아래쪽 어깨에서 만들어져야 한다. 이렇게 어깨를 중심으로 몸을 회전시키면 어깨 안정근에 상당한 단련이 된다. 이에 따라 스윙을 제어하는 능력이 훨씬 더 향상될 것이다.

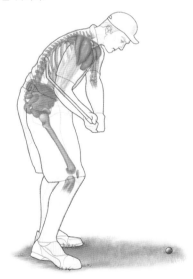

응용운동 덤벨 T자 푸시업
T Push-Up With Dumbbell

앞의 운동과 동일하게 운동하되 2.5~5kg 정도의 덤벨을 사용한다. 이 응용운동은 동일한 근육을 단련하지만 안정화 근육을 한층 더 강하게 단련한다. 이 운동은 손목 안정근도 단련하기 때문에 준비가 되었을 때에만 이 응용운동으로 진행한다.

앉아 튜빙 로우
Seated Row With Tubing

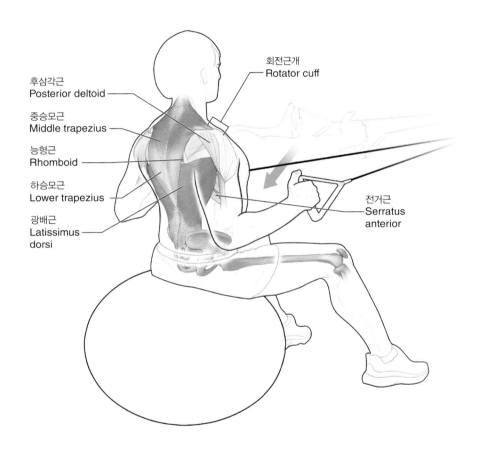

회전근개
Rotator cuff

후삼각근
Posterior deltoid

중승모근
Middle trapezius

능형근
Rhomboid

하승모근
Lower trapezius

광배근
Latissimus
dorsi

전거근
Serratus
anterior

운동 방법

1. 튜빙을 고정된 물체에 두르되 물체 양쪽의 튜빙 길이가 같도록 한다. 각각의 손으로 손잡이를 붙잡는다. 짐볼 위에 앉아 등을 곧게 펴고 무릎을 구부리며 발뒤꿈치를 바닥에 댄다.
2. 팔꿈치를 편 채 견갑골이 서로 벌어지도록 한다. 이것이 시작 자세이다.
3. 몸을 안정되게 유지한 채 견갑골을 뒤와 아래로 조여 모으면서(그리고 귀에서 멀어지게 하면서) 팔꿈치를 구부려 몸의 양옆으로 당긴다.

4. 시작 자세로 되돌아간다.

5. 요구되는 횟수만큼 반복한다.

관련근육

주동근육: 능형근, 중승모근, 광배근

이차근육: 전거근, 하승모근, 후삼각근, 회전근개(극하근, 극상근, 견갑하근, 소원근)

골프 포커스

가동성에 관한 장에서 언급하였듯이 견갑골을 적절히 제어하는 것이
중요하다. 골퍼가 견갑골을 척추를 향해 안쪽으로 그리고 귀 반대쪽으로
당길 수 있으면 어깨관절 복합체가 상완와관절(어깨관절)의 외회전에
유리한 위치로 놓이게 된다. 많은 골퍼가 타깃 쪽 견갑골(오른손잡이
골퍼에서 왼쪽 견갑골)을 후인과 하강(뒤와 아래로 당기기) 시키는 데
애를 먹는다. 견갑골이 이러한 위치로 움직일 수 없으면 어깨관절을
외회전시키는 능력은 심하게 제한된다. 아울러 타깃 쪽 견갑골이 상승과
전인(위로 올리고 앞으로 내밀기) 위치로 움직여 머물면 다운스윙,
임팩트와 팔로우 스루에서 몸통을 계속해서 타깃 쪽으로 회전시키기가
매우 어렵다. 그 결과 골퍼는 임팩트 직전에 왼쪽 어깨를 올리고
하체를 내밀어 약한 푸시 샷 혹은 형편없는 훅 샷을 내게 된다. 어느
쪽도 바람직한 결과가 아니다. 골퍼가 견갑골을 후인과 하강 위치로

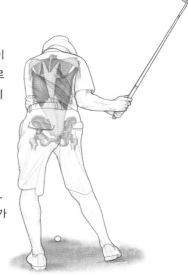

움직일 수 있으면 몸통을 회전시키는 능력이 크게 증가하고 왼쪽 어깨가 올라가 있고 몸이 뒤로 쏠려
있는 상태에서 임팩트를 할 가능성이 감소할 수 있다.

응용운동 앉아 케이블 로우
Seated Row With Cable

피트니스 센터를 이용한다면 당신은 앞의 운동을 시티드 로우용 케이블 머신으로 할 수 있다. 튜빙 대
신 케이블 머신을 사용할 경우에 장점은 가동범위 전체에 걸쳐 장력이 일정하게 유지된다는 것이다(반
면 튜빙은 늘어나면서 저항이 증가한다). 자존심을 버리고 적절한 자세를 유지하도록 유의한다. 흔히
사람들은 이 머신에 앉자마자 웨이트를 올리는데, 그러면 분명 자세가 나빠지고 부상이 온다. 운동 내
내 견갑골을 적절한 위치로 유지할 수 없으면 웨이트가 너무 무거운 셈이다.

인버티드 로우
Inverted Row

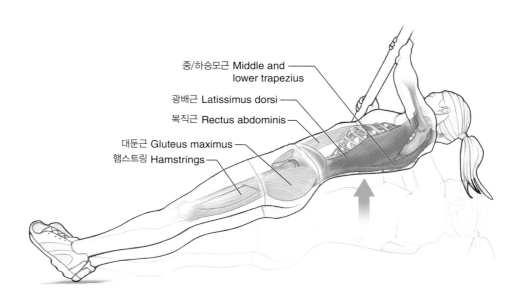

중/하승모근 Middle and lower trapezius

광배근 Latissimus dorsi

복직근 Rectus abdominis

대둔근 Gluteus maximus
햄스트링 Hamstrings

운동 방법

1. 바닥과 평행하고 자신의 위로 팔 길이보다 약간 더 높이 고정된 바 밑에 바로 눕는다. (스미스 머신의 바가 이 운동에 잘 맞는다.)
2. 넓은 그립으로 바를 잡고 매달리되 몸을 완전히 펴고 지면에서 약간 떼며 발뒤꿈치로 지지한다.
3. 몸을 편 상태를 유지하면서 바 쪽으로 당겨 가슴 중간이 바에 이르도록 한다.
4. 천천히 시작 자세로 되돌아가고 반복한다.

관련근육

주동근육: 광배근, 중/하승모근, 능형근

이차근육: 복직근, 대둔근, 햄스트링(반건양근, 반막양근, 대퇴이두근)

골프 포커스

골프 스윙에서 극단적인 가동범위들로 움직임에 따라 적절한 신체 각도와 올바른 자세를 유지하기가 더 어려워진다. 이 운동에서는 몸을 완전히 편 상태를 유지하고 등의 근육으로 움직이는 것이 중요하다. 이렇게 하면 등의 상부와 중간 근육은 물론 복부 근육도 강화된다(복부 근육이 엉덩이가 지면으로 처지는 경향에 저항하기 때문이다). 이러한 등 근육은 근력이 있어야 골퍼가 완전한 백스윙 상태에 있을 때 적절한 척추 자세를 유지할 수 있다. 이와 같은 근력이 없으면 등의 상부가 구부러지기 시작하고 어깨도 앞쪽으로 구부러질 것이다. 백스윙에서 이렇게 자세가 흐트러질 경우에 다운스윙에서 클럽을 다시 스윙 궤도에 올려놓고 임팩트를 위해 클럽 페이스를 직각으로 되돌리는 것은 거의 불가능할 수 있다. 인버티드 로우 운동은 이렇게 대가가 큰 스윙 실수를 방지하고 적절한 자세의 유지에 필요한 근력을 기르는 데 도움이 된다.

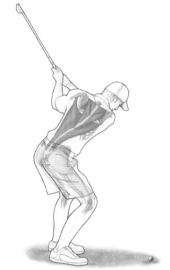

응용운동 보조 풀업
Assisted Pull-Up

인버티드 로우 운동을 올바로 하기가 너무 어려우면 보조 풀업을 해본다. 그러나 보조 풀업 머신을 이용해야 한다. 보조 풀업은 보다 직접적으로 광배근에 초점을 둔다. 어깨를 가능한 한 아래와 뒤로 유지하고 등의 근육으로 당기는 데 집중한다.

등척성 파머 홀드
Isometric Farmer Hold

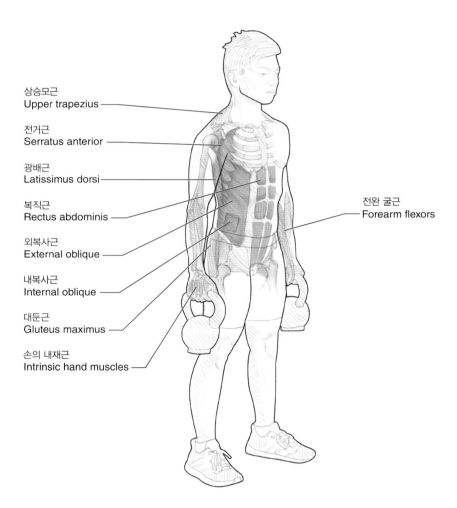

상승모근
Upper trapezius

전거근
Serratus anterior

광배근
Latissimus dorsi

복직근
Rectus abdominis

외복사근
External oblique

내복사근
Internal oblique

대둔근
Gluteus maximus

손의 내재근
Intrinsic hand muscles

전완 굴근
Forearm flexors

운동 방법

1. 각각의 손에 하나의 무거운 케틀벨을 든다.
2. 견갑골을 뒤로 당긴 채 완전히 똑바로 선다. 양쪽 어깨를 서로 나란히 한 상태를 유지한다.

3. 척추를 높이 세우고 전방 및 후방 몸통 근육의 동원을 유지하면서 둔근을 동원한 채 적절한 자세를 유지한다.

4. 이러한 자세를 30~40초 동안 유지한다.

관련근육

주동근육: 복직근, 내/외복사근, 전거근, 광배근

이차근육: 대둔근, 중/상승모근, 전완 굴근, 손의 내재근

골프 포커스

진정한 파워 전달의 비결 중 하나는 골반과 몸통이 급속히 감속하면서 임팩트 직전에 일어난다. 이러한 감속으로 에너지가 신체에서 클럽으로 신속히 전달된다. 이와 같은 골반의 감속과 함께 일어나는 것이 몸통을 통한 지지 그리고 그에 따른 팔과 클럽의 가속이다. 등척성 파머 홀드 운동은 엉덩이, 척추와 어깨의 측면 안정근이 조화롭게 작용하도록 하여 측면 굴곡이 일어나지 않게 한다. 이것이 바로 티샷의 비거리를 가장 크게 향상시킬 수 있는 수준의 운동 조절과 조직 활성화이다. 피트니스 센터에서 웨이트를 좀 더 드는 노력을 기울여 티샷의 비거리를 늘리도록 한다.

응용운동 한쪽 팔 등척성 파머 홀드
Single-Arm Isometric Farmer Hold

복부 및 골반 근육의 단련을 증가시키려면 하나의 케틀벨만 든다. 이렇게 하면 안정근이 보다 힘있게 작용하고 회전과 측면 굴곡에 저항할 것이다. 30~40초 동안 내내 완벽한 자세를 유지하고 양측에 모두 수행하도록 한다.

헥스 바 데드리프트
Deadlift With Hex Bar

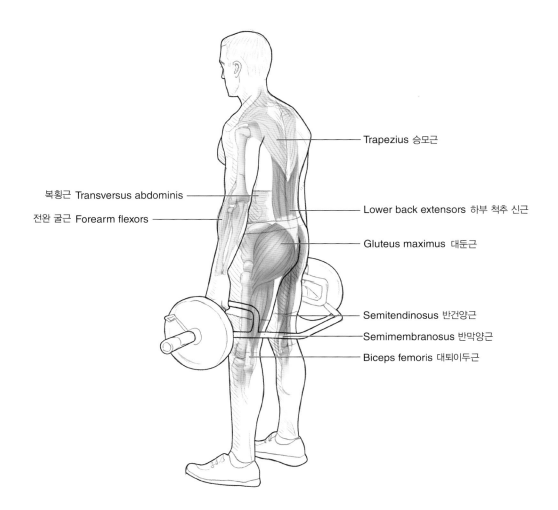

복횡근 Transversus abdominis
전완 굴근 Forearm flexors

Trapezius 승모근
Lower back extensors 하부 척추 신근
Gluteus maximus 대둔근
Semitendinosus 반건양근
Semimembranosus 반막양근
Biceps femoris 대퇴이두근

운동 방법

1. 양발을 어깨너비보다 약간 더 넓게 벌린 채 헥스 바 내에 선다. 적절한 자세로 8~12회 반복을 쉽게 완료할 수 있는 정도의 웨이트를 사용한다.

2. 고관절을 굴곡시키고 엉덩이와 골반을 뒤와 아래로 밀어 바를 붙잡을 수 있도록 몸을 내린다. 엉덩이를 뒤로 움직이면서 몸통이 앞쪽으로 움직이겠지만 어깨를 발의 앞쪽이 아니라 발 위로 유지한다. 올바른 자세를 잡으면 팔은 지면에 수직일 것이다.

3. 새끼손가락에 추가로 압력을 가한 채 바를 붙잡는다. 척추를 곧게 펴고 턱을 집어 넣으며(약간의 이중턱) 견갑골을 뒤로 당긴 상태를 유지한다. 운동 내내 척추, 턱과 견갑골을 이러한 자세로 유지한다.

4. 발뒤꿈치를 통해 밀고 엉덩이를 위와 앞쪽으로 움직여 선 자세로 추켜올린다. 몸이 높게 선 자세로 펴지면서 체중이 보다 발의 앞쪽으로 이동할 것이다. 정점의 자세에서는 무릎이 곧게 펴지고 엉덩이가 앞쪽으로 밀린다. 온몸으로 이 모든 것을 느낄 것이다.

5. 바를 바닥으로 되돌릴 때까지 또는 더 이상 긴 척추를 유지할 수 없을 때까지(허리를 구부리는 것은 대부분의 운동선수들에게 추천되지 않는다) 헥스 바를 제어해 내린다.

관련근육

주동근육: 대둔근, 햄스트링(반건양근, 반막양근, 대퇴이두근), 하부 척추 신근

이차근육: 승모근, 전완 굴근, 복직근, 복횡근, 대요근

골프 포커스

데드리프트는 중요한 운동이다. 이 운동은 고관절을 굴곡시켜 몸통을 앞쪽으로 내릴 때 적절한 근육이 작용하도록 한다. 골프 스윙에서 골퍼는 둔근과 햄스트링을 사용하여 백스윙에서 하체를 지지하고 안정화할 뿐만 아니라 다운스윙으로의 전환에서 파워를 생성할 수 있어야 한다. 이 운동은 효율적으로 움직이는 방법과 더불어 허리에 과도한 스트레스를 가하지 않으면서 둔근과 햄스트링의 근력을 사용하는 방법을 배우도록 도와준다. 이는 골프 스윙에 중요한데, 골퍼가 가능한 한 많은 파워를 생성하면서도 부상 위험을 증가시키는 자세와 움직임을 피할 수 있기 때문이다. 운동 내내 등을 곧게 유지해 모든 움직임이 엉덩이에서 나오도록 한다. 헥스 바는 이 운동 중 올바른 자세를 사용하도록 해주는 데 유용한 기구이다.

응용운동 바벨 데드리프트
Deadlift With Barbell

앞의 운동과 동일하게 운동하되 바벨을 사용한다. 운동 내내 바벨을 가능한 한 몸 가까이 유지하도록 한다.

벤트오버 바벨 로우
Bent-Over Barbell Row

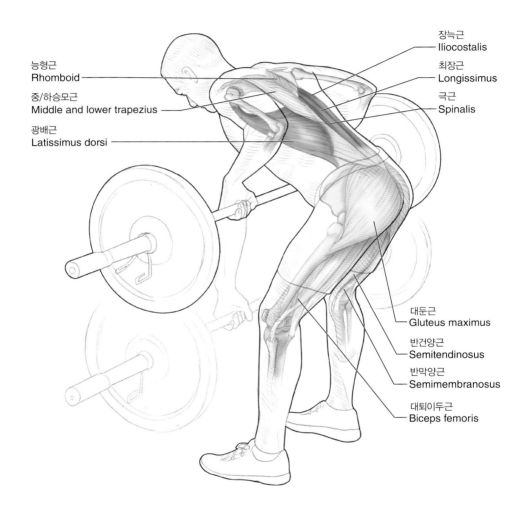

능형근
Rhomboid

중/하승모근
Middle and lower trapezius

광배근
Latissimus dorsi

장늑근
Iliocostalis

최장근
Longissimus

극근
Spinalis

대둔근
Gluteus maximus

반건양근
Semitendinosus

반막양근
Semimembranosus

대퇴이두근
Biceps femoris

운동 방법

1. 넓은 그립으로 바벨을 잡는다. 양발을 어깨너비 정도로 벌리고 무릎을 약간 구부린 채 선다.

2. 고관절을 굴곡시켜 몸통을 지면 쪽으로 내리되, 가슴을 똑바로 세우고 견갑골을 아래와 뒤로 당긴 상태를 유지한다. 이것이 시작 자세이다.

3. 몸을 안정되게 유지하고 바벨을 몸통 쪽으로 당기되 어깨가 상승되지 않도록 한다.
4. 바를 제어해 시작 자세로 내리고 반복한다.

관련근육

주동근육: 광배근, 척추기립근(극근, 최장근, 장늑근)

이차근육: 대둔근, 햄스트링(반건양근, 반막양근, 대퇴이두근), 능형근, 중/하승모근

골프 포커스

골프 스윙에서 대부분의 아마추어와 많은 프로가 숙달하기가 가장 어려운 측면의 하나는 임팩트 직전에 왼쪽 어깨(오른손잡이 골퍼의 경우)를 올리는 것에 저항하는 능력이다. 이는 특히 클럽이 길어지고 모멘트암(moment arm, 회전축과 힘 사이의 수직 거리)과 토크(torque, 어떤 물체에 가해지는 회전력으로 모멘트암과 힘을 곱한 것)가 극적으로 증가할 경우에 그렇다. 엉덩이, 골반 및 척추 안정근(요근, 둔근, 척추기립근, 요방형근, 다열근 등)에 요구되는 활성화의 수준은 엄청나며, 견갑골 안정근(중승모근, 능형근 등)이 견갑골을 제어할 수 있어야 큰 광배근이 효과적으로 작용하게 된다. 벤트오버 바벨 로우 운동은 적절한 고관절 굴곡을 증진시키고 골반 및 척추 각도의 유지에 필요한 조직을 강화한다. 가벼운 웨이트로 시작하고 완벽한 자세를 유지한다. 이 전신 운동을 위해 천천히 웨이트의 중량을 증가시키도록 한다.

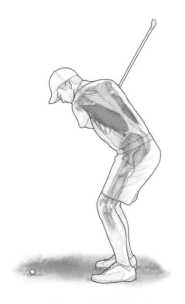

배틀 로프 그립 풀업
Battle Rope Grip Pull-Up

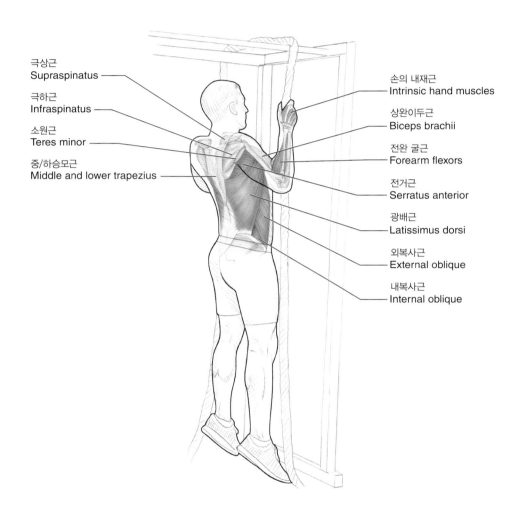

극상근
Supraspinatus

극하근
Infraspinatus

소원근
Teres minor

중/하승모근
Middle and lower trapezius

손의 내재근
Intrinsic hand muscles

상완이두근
Biceps brachii

전완 굴근
Forearm flexors

전거근
Serratus anterior

광배근
Latissimus dorsi

외복사근
External oblique

내복사근
Internal oblique

운동 방법

1. 스쿼트 랙 또는 위로 올라가 수평으로 고정된 물체의 상단에 배틀 로프를 둘러 로프의 양쪽이 지면
   으로 늘어져 어깨너비로 벌어져 있도록 한다.
2. 로프의 양쪽 사이에 서서 각각의 손으로 로프를 잡는다.
3. 스쿼트 자세로 시작하고 양팔을 팔꿈치를 편 채 머리 위로 둔다.

4. 팔꿈치를 구부리고 늑골 하부로 당겨 내려 풀업을 하도록 한다. 몸이 올라가 어깨 또는 가슴이 손과
   정렬되면 정점의 위치에 이른 것이다. 반복할 때마다 다리를 가능한 한 적게 사용하도록 한다.
5. 팔과 몸통이 피로해지면서는 다리를 조금 더 사용해야 할 것이다. 흔히 운동선수는 처음에는 요구
   되는 횟수의 반복을 완료하기 위해 다리를 상당히 많이 사용하게 된다.
6. 8~10회 반복한다.

관련근육

주동근육: 광배근, 전거근, 내/외복사근, 전완 굴근, 손의 내재근

이차근육: 중/하승모근, 상완이두근, 회전근개(극하근, 극상근, 견갑하근, 소원근)

골프 포커스

가장 무성한 러프와 제일 험한 라이에서 볼을 세게 쳐서 탈출시키려면 강한 그립, 충분한 전완 및 어
깨 근력에다 척추 안정성과 광배근의 강한 당김이 필요하다. 배틀 로프 그립 풀업의 장점은 표준 풀업
에 비해 상당한 정도의 척추 제어를 통해 로프에 매달린 몸이 흔들리지 않도록 해야 한다는 것이다. 이
운동의 또 다른 주요 장점은 몸이 정점의 위치로 당겨 올려졌을 때 양발이 지면에 살짝 닿을 수 있도록
몸을 위치시킬 수 있다는 것이다. 이는 보조기처럼 다리를 사용하고 표준 풀업으로는 가능하지 않은
방식으로 손, 전완, 어깨와 중심부의 근력을 점증적으로 기를 수 있다는 의미이다. 배틀 로프 그립 풀
업 운동으로 손, 전완과 어깨의 근력을 길러, 깊은 러프에 빠졌을 때 동반자들보다 유리한 입장이 되는
기회로 만들도록 한다.

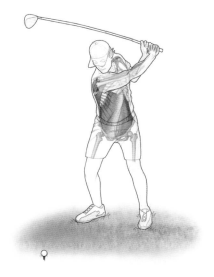

한쪽 팔 로테이션 프레스
Single-Arm Rotation Press

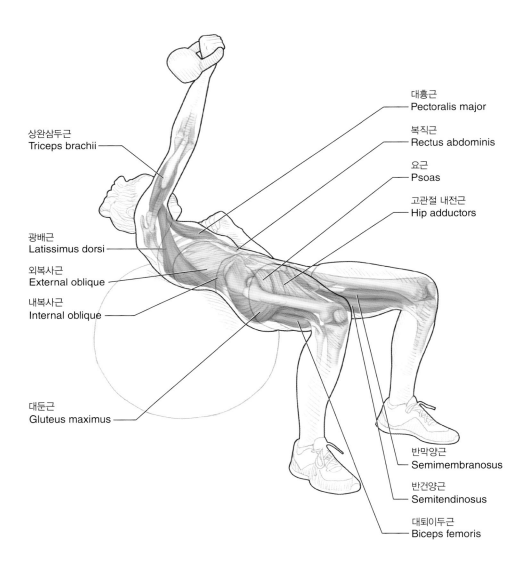

상완삼두근
Triceps brachii

광배근
Latissimus dorsi

외복사근
External oblique

내복사근
Internal oblique

대둔근
Gluteus maximus

대흉근
Pectoralis major

복직근
Rectus abdominis

요근
Psoas

고관절 내전근
Hip adductors

반막양근
Semimembranosus

반건양근
Semitendinosus

대퇴이두근
Biceps femoris

운동 방법

1. 어깨를 짐볼 위에 얹고 양발을 지면에 평평하게 댄 채 준비한다.
2. 둔근을 동원해 골반이 지면과 평행하도록 한다.

3. 오른손으로 케틀벨을 들어 가슴 바로 외측으로 두고 왼팔을 곧장 천장으로 향하게 한다. 이것이 시작 자세이다.

4. 왼쪽 팔꿈치를 힘차게 짐볼로 당겨 내리면서 동시에 오른팔을 천장 쪽으로 밀어 올려 오른쪽 견갑골이 볼에서 떨어지도록 한다.

5. 시작 자세로 되돌아가고 6~12회 반복한다. 그런 다음 케틀벨을 반대쪽 손으로 옮기고 반복한다.

관련근육

주동근육: 대흉근, 광배근, 상완삼두근, 대둔근, 햄스트링(반건양근, 반막양근, 대퇴이두근)

이차근육: 요근, 고관절 내전근, 복직근, 내/외복사근

골프 포커스

골프 스윙을 하는 동안 오른손잡이 골퍼는 효과적으로 오른팔을 밀기 위해 왼팔이 몸통을 잡아당겨 회전을 시작해야 한다. 이러한 상지의 움직임은 다리와 엉덩이의 큰 근육이 엉덩이를 몰아가 신전시키는 동안 일어난다. 한쪽 팔 로테이션 프레스 운동에서 웨이트를 들지 않은 팔을 강력하게 당기는 동작은 반대쪽 손의 웨이트를 천장 쪽으로 밀기 위해 필요한 전제조건, 즉 흉추 회전을 촉진한다. 이와 같은 움직임은 다리, 엉덩이와 중심부로부터 현저한 지지를 요한다. 이렇게 탄탄해진 지지가 코스로 옮겨진다면 멋진 드라이버 샷과 보다 긴 아이언 샷이 나올 것이다.

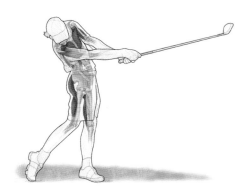

알파인 스쿼트
Alpine Squat

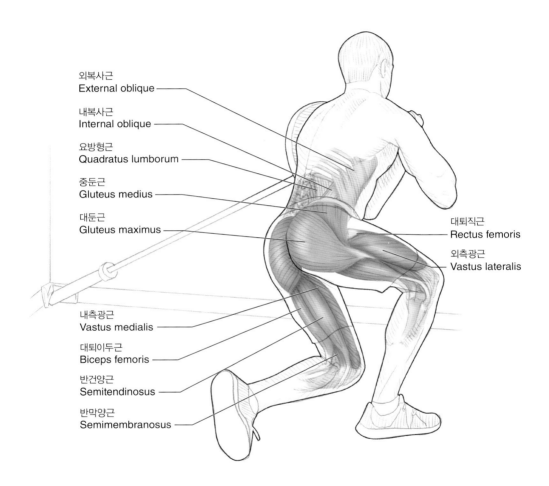

외복사근
External oblique

내복사근
Internal oblique

요방형근
Quadratus lumborum

중둔근
Gluteus medius

대둔근
Gluteus maximus

내측광근
Vastus medialis

대퇴이두근
Biceps femoris

반건양근
Semitendinosus

반막양근
Semimembranosus

대퇴직근
Rectus femoris

외측광근
Vastus lateralis

운동 방법

1. 바벨의 한쪽 끝을 몸의 왼쪽으로 구석에 고정해 움직이지 않도록 한다. 바벨의 반대쪽에 4.5㎏짜리 범퍼 플레이트 하나를 장착한다.

2. 고정점을 왼쪽으로 한 채 바를 향해 선다. 바벨의 끝에서 오른쪽으로 30~45㎝ 정도 떨어져 선다. 양손으로 바벨의 끝을 집어 들고 왼쪽 어깨를 범퍼 플레이트 쪽으로 기울여 몸이 왼쪽으로 기울도록 한다. 왼쪽 다리를 지면에서 뗀다.

3. 계속해서 어깨로 범퍼 플레이트에 가하는 압력을 유지하면서 몸을 내려 한쪽 다리 스쿼트 자세를 취한다. 바벨이 그리는 호로 인해 스쿼트를 하면서 몸이 약간 오른쪽으로 이동할 것이다.

4. 오른발을 지면으로 밀어 시작 자세로 되돌아간다. 서면서는 몸이 왼쪽으로 이동할 것이다.

5. 4~8회 반복한 다음 돌아서 반대쪽 다리로 반복한다.

관련근육

주동근육: 햄스트링(반건양근, 반막양근, 대퇴이두근), 대/중둔근, 대퇴사두근(대퇴직근, 외측/내측/중간광근)

이차근육: 요방형근, 내/외복사근

골프 포커스

뒤쪽 발을 지면으로 최대한 밀어 그쪽 엉덩이의 외전와 신전을 일으키는 능력은 훌륭한 드라이버 샷을 날리는 골퍼들에게 초석의 하나이다. 로리 맥길로이, 더스틴 존슨, 저스틴 토마스와 게리 우드랜드는 모두 폭발적인 다운스윙을 하면서 뒤쪽 발로부터 놀라운 드라이버 샷을 친다. 알파인 스쿼트는 닫힌 사슬로 고관절의 외전과 신전을 촉진하고 발과 발목의 사용을 개선하여 지면과 발의 상호작용을 향상시키기 때문에 독특한 운동이다. 스쿼트 자세의 저점에서 발뒤꿈치에 체중을 조금 더 실어 몸을 밀어낼 수 있도록 하고 정점의 위치에 이르면서 약간 발의 앞쪽으로 체중을 옮기도록 한다.

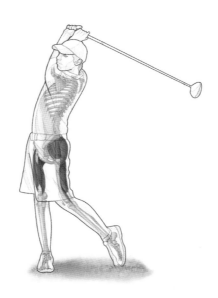

롱 드라이브를 위한 폭발적인 파워
EXPLOSIVE POWER FOR LONGER DRIVES

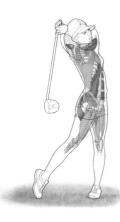

우리는 파워 골프의 세대에 접어들었다. 이제 프로 골 퍼들은 볼을 먼 거리로 보낼 수 없으면 시합에 출전할 기회를 놓치게 될 수도 있다. 물론 PGA 투어의 몇몇 골프 코스에서는 정확성이 있고 세컨드 샷을 감안한 타구를 하면 유리하나(예로 힐튼헤드와 콜로니얼), 대부분의 골프 코스에서는 빠른 클럽 헤드 스피드와 스매쉬 팩터(smash factor, 볼 스피드를 클럽 헤드 스피드로 나눈 수치로 클럽 헤드 스피드를 볼 스피드로 전환하는 효율성을 나타내는 지표)가 중요시된다.

2017년 10월 시점에서 골프 세계 순위 상위 10명은 제이슨 데이, 세르히오 가르시아, 저스틴 로즈, 로리 맥길로이, 더스틴 존슨, 헨릭 스텐손, 마츠야마 히데키, 저스틴 토마스, 조던 스피스와 존 람으로, 이들 중 단타자는 없다. 여자

투어에서는 박성현, 렉시 톰슨, 수잔 페테르센, 미셸 위, 브리타니 린시컴과 청야니가 꼽혔는데, 이들 역시 장타자이다. 주니어, 칼리지 및 퓨처스 투어의 순위를 보면 많은 PGA 투어 프로보다 더 멀리 볼을 치는 선수들이 수두룩하다. 골프계는 기하급수적인 속도로 장타자가 늘고 있다. 보다 빠른 속도를 내려 노력하지 않는 골퍼는 동료들 중 어프로치 샷을 가장 먼저 치게 되고 경기하는 홀마다 더 길고 보다 어려운 클럽을 사용해야만 할 것이다. 이런 경우 성공으로 이어지기는 어렵다.

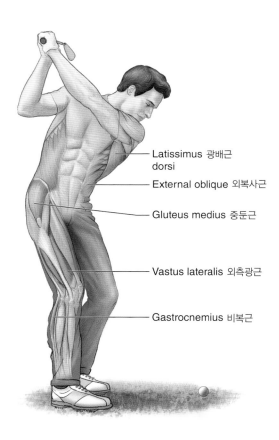

Latissimus 광배근
dorsi

External oblique 외복사근

Gluteus medius 중둔근

Vastus lateralis 외측광근

Gastrocnemius 비복근

그림 7-1. 백스윙의 정점에 있는 골퍼

골프 스윙은 전체 스포츠에서 가장 역동적인 움직임의 하나라고 이미 언급한 바 있다. 백스윙의 정점에서 시속 0㎞로부터 클럽의 방향을 바꾸어 가속하여 임팩트 시 시속 160㎞ 이상에 이른 다음 스윙의 끝에서 다시 시속 0㎞로 돌아가는 데 요구되는 엄청난 힘을 상상해보라. 2017년 한 PGA 투어 경기 중 케빈 채플의 스윙을 측정하였더니 클럽 헤드 스피드가 시속 207㎞ 이상이었다. 이는 단지 0.2초 만에 일어난다. 그렇다. 0.2초 사이에 이들 운동선수는 클럽 헤드를 백스윙의 정점(그림 7-1)에서 시속 0㎞로부터 193㎞ 이상으로 가속하고 종료 자세에서 다시 시속 0㎞로 되돌릴 수 있다. 그건 정말로 운동 수행능력에서 주목할 만한 기량이다.

여기서 우리는 파워(power)의 정의를 고려해야 한다. 파워는 일을 시간으로 나눈 것이다. 이러한 파워 공식에서 시간이 핵심적인 요소라는 사실을 알면 스포츠에서 정상급 수준의 골프 스윙만큼 정말로 강력한 움직임은 거의 없다는 점을 이해하기 쉽다. 그 무엇이 선수에게 그러한 파워의 생성을 가능하게 할까? 앞서 나열한 남자 골프 세계 순위 10위권에 든 선수들을 생각해보면 우리는 체형의 다양성을 인정해야 한다. 제이슨 데이, 더스틴 존슨, 저스틴 토마스, 마츠야마 히데키와 헨릭 스텐손은 체형, 체중, 몸의 지렛대 작용(lever system)과 스윙 스타일이 매우 다르다. 이 선수들을 하나로 묶고 각각의 선수가 드라이버 샷으로 평균 300야드 이상 볼을 쳐내게 하는 하나의 공통된 요소는 순전히 근력만은 아니다. 대신 그것은 자신의 몸을 통합적이고 효율적인 방식으로 활용하는 능력이다. 이들은 관절 복합체들의 가용한 가동범위 전체에 걸쳐 움직임을 일으키고 제어하며 자신의 몸을 유지하고 향상시키는 것을 대단히 중시한다. 이들 각자는 전제조건인 가동범위와 그것을 제어하는 능력을 모두 기른 상태이므로 자신만의 골프 스윙을 할 수 있다.

아울러 이 선수들 각자는 자신만의 골프 스윙 스타일을 가지고 있다. 이들은 자기 몸의 능력에 맞춰 독특한 방식으로 클럽을 스윙한다. 이들은 자신의 스윙이 스윙 공식 또는 비법처럼 보이게 해본 적이 없다. 자기의 신체 기량이 가장 잘 제공할 수 있는 스윙을 사용하면 그 선수에게 가장 효율적이고 강력하며 최소의 스트레스를 주는 스윙이 이루어진다.

골프에서 보다 전통적인 보디빌딩 스타일의 체력 훈련이 문제가 되는 이유의 하나는 개별 관절 복합체들이 흔히 신체의 나머지 부위와 구분되어 부하가 가해진다는 것이며, 이는 인체가 작용하도록 고안된 원리에 반한다. 또 하나의 문제는 그러한 훈련 프로그램이 의도적이고 폭발적인 움직임을 포함하고 있지 않다는 것이다. 대부분의 트레이너, 코치와 골퍼는 골프 체력에 대해 생각할 때 골프 스윙이 고도로 강력한 특성을 띤다는 점을 고려하지 않는다. 대신 이들 중 많은 사람이 골프를 배가 불룩한 노인들이 골프 카트에 앉아 대여섯 시간 동안 친목을 도모하는 스포츠라고 여긴다. 그러나 우리는 파워가 왜 골프에 중요한지를 이해하길 바라며, 파워를 위해 효과적으로 훈련하고 그것을 바로 골프 스윙(그림 7-2)으로 옮기는 방법을 보여준다.

높은 수준의 골프 스윙에서 요구되는 엄청난 파워에 대한 이해는 마침내 골퍼가 하는 연습의 정도와 방법에 영향을 미칠 수도 있다. 올림픽 역도 선수는 결코 파워 스내치(power snatch)를 수백 회 반복하지는 않으리라 여겨진다. 그 역도 선수는 그렇게 하면서 쌓이는 심신의 피로 수준을 인식하고 있으며 부상 가능성과 테크닉 저하가 잠재적인 긍정적 보상보다 더 높으리란 점을 알고 있을 것이기 때문이다. 통상적인 연습 과정에서 수백 번 볼을 때리는 골퍼들은 왜 그런지 이렇게 긴 연습 과정(주니어와 젊은 프로에겐 표준이다)에서 심신에 쌓이는 스트레스의 수준을 인식하지 못한다. 많은 유망주 주니어, 대학 선수 및 젊은 프로가 과도하게 연습하는 습관과 심신 스트레스의 축적으로 인해 자신의 골프 경력을 조기에 마감하고 있다.

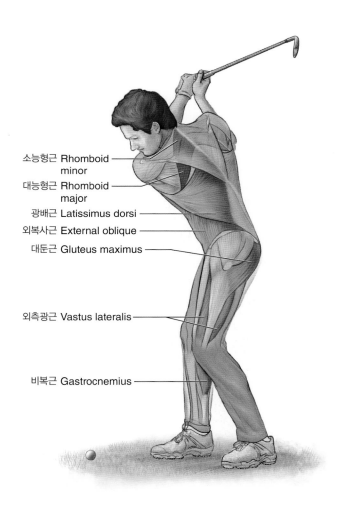

소능형근 Rhomboid minor
대능형근 Rhomboid major
광배근 Latissimus dorsi
외복사근 External oblique
대둔근 Gluteus maximus
외측광근 Vastus lateralis
비복근 Gastrocnemius

그림 7-2. 골프 스윙은 폭발적인 움직임이다.

트레이닝 프로그램을 구성할 때 범하는 흔하고 중대한 오류는 파워 단계에서 필요한 가동성, 신체 자각과 근력을 기르기 전에 파워 기반 프로그램을 포함시키는 것이다. 파워를 다루는 이번 장에서 소개하는 운동을 위해서는 먼저 이전 장들에서 제시한 기량들을 기르고 유지하는 것이 무엇보다 중요하다. 이 때문에 근력과 파워에 관한 장들이 이 책의 앞쪽이 아니라 뒤쪽에 배치되어 있다. 이 장의 모든 운동은 균형, 가동성과 근력을 요한다. 그러므로 파워의 개발에 초점을 두는 운동을 시도하기 전에 이러한 기량들에 대한 훈련이 적절히 이루어져야 한다. 이와 같은 조언을 따르면 부상의 방지에 도움이 될 뿐만 아니라 파워 훈련의 효과가 향상될 것이다.

이 장은 자신의 몸을 최고 수준으로 끌어올리고 폭발적인 능력을 성취하고자 하는 골프 선수들을 위해 마련됐다. 우리는 메디신 볼, 튜빙, 케틀벨, 바벨과 체중을 사용하는 간단한 파워 운동은 물론 상체와 하체 플라이오메트릭스(plyometrics, 근육 수축의 속도나 힘을 증가시켜 여러 스포츠 활동을 위한 폭발성을 제공하는 훈련)를 포함해 다양한 훈련방법을 소개한다. 정의(定義)에 따르면, 파워는 움직임이 빠르기를 요구하는데, 그 움직임이 반드시 가장 무거운 부하로 수행되지는 않는다는 것을 기억해야 한다. 우리는 움직일 웨이트의 중량보다는 적절한 테크닉과 함께 속도에 더 관심을 갖는다.

파워 훈련은 반드시 큰 근육을 만들기 위해 고안된 것은 아니라는 점을 이해해야 한다. 그러한 결과를 얻는 데에는 흔히 근력 훈련 프로그램이 더 성공적이다. 반면 파워 훈련 프로그램은 신체의 결합조직과 신축성 조직에 단축성 및 신장성으로 모두 현저한 부하를 가하면서 신체의 신경계가 더 빨리 반응하도록 훈련시키는 데 도움이 된다. 이는 신체를 통해 더욱 빠른 정보 전달을 요하고 이에 따라 스트레스에 대한 반응이 더 신속하고 보다 폭발적인데, 이것이 골퍼가 볼 및 클럽 헤드 스피드를 극대화하기 위해 필요로 하는 것이다(그림 7-3). 반응시간이 훈련되고 향상되며 제어되면 파워가 막강해지고 비거리가 길어질 수 있으며, 이는 많은 골퍼가 최우선순위로 삼는 것이다.

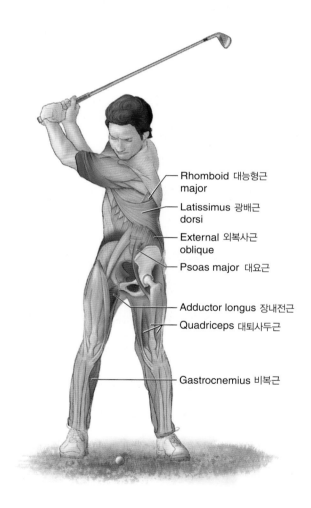

Rhomboid 대능형근 major

Latissimus 광배근 dorsi

External 외복사근 oblique

Psoas major 대요근

Adductor longus 장내전근

Quadriceps 대퇴사두근

Gastrocnemius 비복근

그림 7-3. 파워 훈련을 하면 반응이 더 빠르고 움직임이 보다 폭발적이다.

골프 스윙에서 진정으로 유용한 파워를 기르는 데에는 많은 측면이 관여한다. 그것은 체력의 한 측면이 다가 아니라, 파워가 길러질 수 있는 견고한 토대를 만드는 게 관건이다. 골퍼가 올바르게 훈련하고 골프에 적합한 몸을 만든다고 해도 부상은 보다 보편적일 수 있기 때문에 속도 있는 훈련을 할 때에는 항상 조심해야 한다. 이 때문에 파워 운동을 하기 전에 워밍업을 하는 것이 중요하다. 우리는 모든 신체 부위, 근육과 관절을 파워 운동에서 요구되는 완전한 가동범위로 움직이는 여러 운동을 하도록 제안한다. 각각의 운동을 천천히 그리고 작은 가동범위로 시작해 점차 속도와 가동범위를 증가시킨다. 목표는 몸을 풀어주고 완전한 가동범위로 움직이는 데 익숙해지는 것일 뿐만 아니라 실제로 몸을 워밍업 해서 운동하고 보호하는 데 근육이 더 잘 대비하도록 하는 것이다. 적절한 워밍업을 하려면 시간이 좀 더 걸리나, 계속 코스에 나갈 수 있고 의사의 진료를 받지 않아도 되어 그만한 가치가 있다.

달리 설명되어 있지 않으면 이 장의 운동을 5~10회 반복한다. 저항튜빙, 케이블 머신 또는 프리 웨이트를 사용해야 하는 운동인 경우에 세트 당 10회 반복으로 3세트의 완료가 가능할 정도의 낮은 저항 또는 웨이트로 시작한다. 일단 10회 반복으로 3세트를 완료할 수 있으면, 8회를 반복할 수 있지만 마지막 1회는 힘에 부친다고 느껴질 때까지 웨이트를 증가시킨다. 체중만 사용하는 운동인 경우에 5회 반복으로 2세트 또는 3세트를 하며 시작해 일단 5회 반복으로 3세트를 쉽게 완료할 수 있으면 점증적으로 최대 10회 반복으로 증가시킨다.

어느 운동이든지 적절히 수행하지 않으면 위험할 수 있지만, 파워를 기르도록 고안된 운동은 흔히 신체에 더 무리를 주므로 노련한 체력관리 전문가의 지도하에 그리고 건강검진을 받은 후에 수행해야 한다. 이러한 운동을 하는 동안 조금이라도 불편을 경험하면 자격 있는 전문가의 지도를 구한다.

무릎 꿇어 사커 스로우
Kneeling Soccer Throw

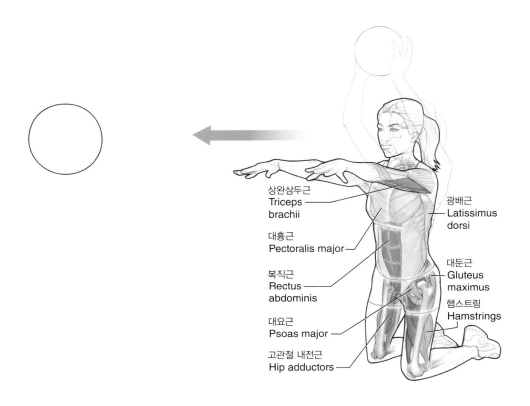

상완삼두근
Triceps
brachii

광배근
Latissimus
dorsi

대흉근
Pectoralis major

대둔근
Gluteus
maximus

복직근
Rectus
abdominis

햄스트링
Hamstrings

대요근
Psoas major

고관절 내전근
Hip adductors

운동 방법

1. 지면의 부드러운 표면에 무릎을 꿇고 발목을 구부려 발가락을 지면에 댄다.
2. 마치 축구에서 스로우를 할 때처럼 메디신 볼을 머리 위로 든다. 운동 내내 무릎, 엉덩이와 머리가 가능한 한 서로 쌓아올려진 상태를 유지하도록 한다.
3. 몸의 안정과 균형을 유지하면서 메디신 볼을 파트너에게 던진다. 운동 내내 몸의 높이를 유지한다.
4. 볼을 머리 위로 받고 반복한다.

관련근육

주동근육: 복직근, 고관절 내전근, 상완삼두근, 척추기립근(극근, 최장근, 장늑근)

이차근육: 대둔근, 대요근, 햄스트링(반건양근, 반막양근, 대퇴이두근), 대흉근, 광배근

골프 포커스

공을 머리 위로 던지는 동작은 골프 스윙과 비슷하지 않지만 전신에 걸쳐 근력과 균형을 동시에 기르는 데 아주 좋다. 내측 대퇴의 내전근은 흔히 체력 훈련에서 무시된다. 이들 근육은 골프 스윙 내내 적절한 골반 움직임을 일으키고 중심부 안정성을 기하는 데 중요하다. 이 운동은 골반과 척추의 안정성을 기하도록 돕는 근육을 강화하면서 골프 자세를 유지하는 데 매우 좋다.

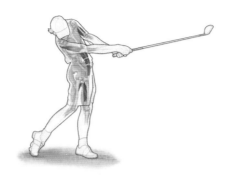

응용운동 가상의 볼 머리 위로 던지기
Overhead Mock Throw

파트너를 구할 수 없을 경우에는 실제로 볼을 던지지 않고 앞의 운동을 수행해도 큰 효과를 볼 수 있다. 지면에 무릎을 꿇고 메디신 볼을 던진다고 가상하면서 가상의 볼을 머리 위로 가져가 축구의 스로우 자세를 취한 다음 양팔로 볼을 가슴의 앞쪽으로 던지는 동작을 한다. 이러한 움직임은 적절한 균형을 유지할 수 있는 정도의 속도로 수행한다. 이 운동의 균형 측면이 개선됨에 따라 양팔이 움직이는 속도를 증가시킨다.

응용운동 벽 향해 머리 위로 던지기
Overhead Throw to Wall

파트너를 구할 수 없을 경우에는 볼을 벽으로 던져도 된다. 지면에 무릎을 꿇고 앞의 운동과 동일하게 던지는 동작을 한다. 가벼운 볼과 제어할 수 있는 던지기 동작으로 시작한다. 신체 제어가 개선됨에 따라 던지기의 속도를 증가시킨다. 일단 가벼운 중량으로 최대의 속도를 내었으면, 볼의 중량을 약간 증가시키고 다시금 천천히 던지며 시작한다. 훈련 과정이 이어짐에 따라 몸의 자세를 아주 잘 유지하면서 벽을 무너뜨릴 정도의 생각으로 던질 수 있을 때까지 천천히 속도를 붙인다. 아마도 볼은 양팔을 머리 위로 올린 자세로 받을 수 없을 것이며, 그러면 파트너로부터 볼을 받는 경우에 제공되는 신장성 부하가 사라지게 된다. 그러나 이 응용운동은 여전히 골반과 몸통에 부하를 가하면서 상지에서 속도를 생성하는 방법을 배우도록 해준다.

튜빙 리버스 우드 촙
Reverse Wood Chop With Tubing

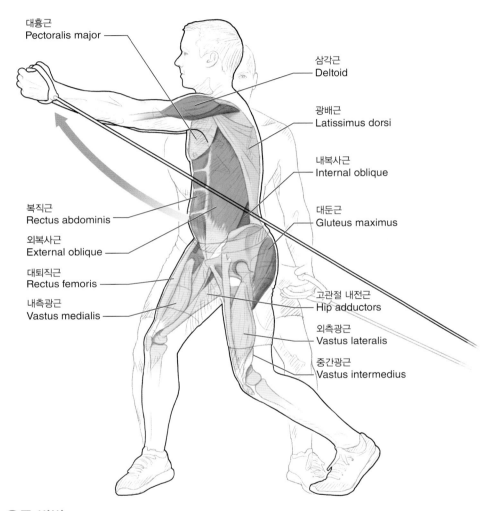

대흉근
Pectoralis major

삼각근
Deltoid

광배근
Latissimus dorsi

내복사근
Internal oblique

복직근
Rectus abdominis

대둔근
Gluteus maximus

외복사근
External oblique

대퇴직근
Rectus femoris

고관절 내전근
Hip adductors

내측광근
Vastus medialis

외측광근
Vastus lateralis

중간광근
Vastus intermedius

운동 방법

1. 튜빙을 지면으로 낮게 몸의 왼쪽으로 고정된 물체에 부착한다. 밴드를 왼쪽 무릎 바로 내측에서 양손으로 잡는다. 엉덩이와 무릎을 약간 구부리고 양발을 어깨너비로 벌린 채 운동 자세(athletic position)로 선다.

2. 등을 곧게 유지하면서 왼쪽(뒤쪽) 다리로부터 밀면서 오른쪽 다리를 당겨 몸을 신속히 회전시키고 손잡이를 몸을 가로질러 몸의 오른쪽으로 대각선으로 당겨 올리면서 선다. 체중은 오른쪽 다리에 실

려야 하고 시선은 흉골의 앞쪽에 위치한 손잡이를 바라보아야 한다.

3. 천천히 시작 자세로 되돌아간다. 요구되는 횟수만큼 반복하고(대부분의 경우에 6~10회) 반대쪽 방향으로 반복한다.

관련근육

주동근육: 복직근, 내/외복사근, 삼각근, 대둔근

이차근육: 대퇴사두근(대퇴직근, 외측/내측/중간광근), 고관절 내전근, 대흉근, 광배근

골프 포커스

골프 스윙은 고도로 회전적인 측면으로 인해 신체에 엄청난 스트레스를 가하며, 골프는 신체의 한쪽을 사용하는 스포츠이기 때문에 부상을 일으킬 가능성이 한층 더 높다. 신체는 비대칭을 싫어하며, 그러한 비대칭이 존재하면 신체 움직임의 패턴이 변화하고 부상 위험이 증가하게 된다. 리버스 우드 촙 운동은 회전 가동성을 길러줄 뿐만 아니라 골프 스윙의 경우와 반대되는 움직임을 강화해 신체 대칭의 개선을 촉진하고 부상 위험을 감소시키도록 돕는다. 이와 같은 반대의 움직임을 일으키는 근육은 골프 스윙에서 감속하는 근육으로도 볼 수 있다. 이미 언급하였듯이 감속은 골프에서 중요한데, 에너지가 신체를 통해 줄 곧 클럽 헤드로 전달된 후 동원된 관절들이 가동범위의 끝부분으로 접근 하기 전에 힘의 소멸을 돕기 때문이다. 그래서 골프 클럽을 오직 한쪽 방향으로만 스윙함에도 골퍼는 그 반대의 움직임을 수행 하는 근육도 훈련시켜야 한다.

응용운동 케이블 머신 리버스 우드 촙
Reverse Wood Chop With Cable Machine

앞의 운동에 케이블 머신을 사용해도 된다. 로프를 로우 풀리에 부착하고 앞의 운동과 동일한 동작을 수행한다. 케이블을 사용하면 케이블의 움직임이 보다 제한되기 때문에 역학적 측면이 약간 달라질 것이다. 이에 따라 운동 내내 올바른 자세 및 안정화를 유지하는 것이 한층 더 중요해진다. 공기 압축 케이블 기구를 사용하지 않는 한 튜빙을 사용하는 경우보다 훨씬 더 천천히 당겨야 하겠지만 저항은 더 높을 것이다. 이에 따라 운동은 파워 훈련보다 는 근력 훈련에 치우칠 것이다.

점핑 스플릿 스쿼트
Jumping Split Squat

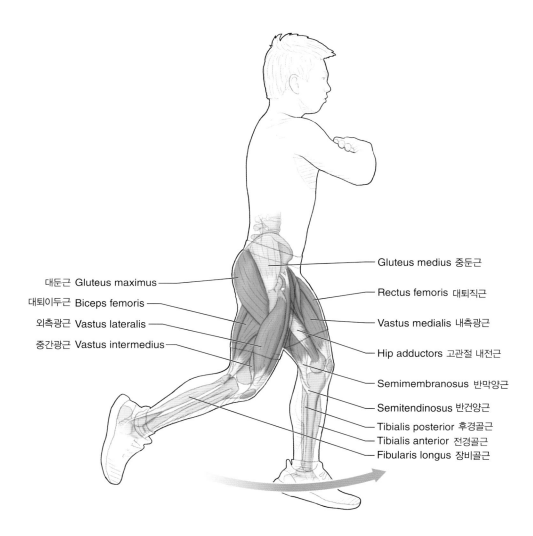

대둔근 Gluteus maximus
대퇴이두근 Biceps femoris
외측광근 Vastus lateralis
중간광근 Vastus intermedius

Gluteus medius 중둔근
Rectus femoris 대퇴직근
Vastus medialis 내측광근
Hip adductors 고관절 내전근
Semimembranosus 반막양근
Semitendinosus 반건양근
Tibialis posterior 후경골근
Tibialis anterior 전경골근
Fibularis longus 장비골근

운동 방법

1. 오른발을 앞쪽으로 내고 왼발을 몸 뒤로 둔 채 런지 자세로 선다.
2. 왼쪽 무릎을 지면 쪽으로 내려 깊은 런지 자세를 취하되 오른쪽 무릎은 움직이지 않도록 한다.

3. 지면으로 힘차게 밀어 몸을 폭발적으로 공중으로 올린다.

4. 공중에 있는 동안 다리 자세를 바꾸며 왼발을 앞으로 그리고 오른발을 뒤로 한 채 착지한다.

5. 착지하면서 즉시 몸을 깊은 런지 자세로 내리고 반복한다.

관련근육

주동근육: 대둔근, 대퇴사두근(대퇴직근, 외측/내측/중간광근), 햄스트링(반건양근, 반막양근, 대퇴이두근), 고관절 내전근

이차근육: 중둔근, 전/후경골근, 장비골근

골프 포커스

이 체중부하 운동은 둔근, 햄스트링, 대퇴사두근과 내전근뿐만 아니라 족궁과 발목 자세의 제어를 돕는 조직에 대해 신장성 및 단축성 부하를 촉진하므로, 상당한 가치가 있다. 신체가 더 신속히 감속할 수 있을수록 신체는 스윙의 속도를 높여 임팩트를 할 때 더 안전하다고 느낄 것이다.

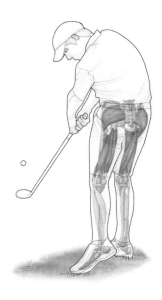

플라이오메트릭 푸시업
Plyometric Push-Up

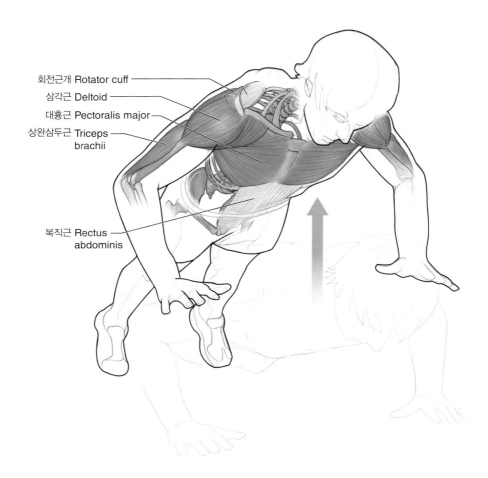

회전근개 Rotator cuff

삼각근 Deltoid

대흉근 Pectoralis major

상완삼두근 Triceps brachii

복직근 Rectus abdominis

운동 방법

1. 양손을 어깨너비로 벌린 채 표준 푸시업 자세를 취한다.

2. 표준 푸시업을 하듯이 몸을 아래로 내린다.

3. 몸을 가능한 한 힘차게 그리고 빠르게 밀어 올려 양손이 지면에서 떼어지도록 한다.

4. 팔꿈치를 약간 구부린 채 부드럽게 착지한다. 가슴과 몸통을 지면으로 내리면서 견갑골을 서로 모은다. 운동 내내 몸을 안정되게 유지하며, 척추, 골반과 다리의 자세를 복근 플랭크와 비슷하게 유지한다.
5. 반복한다.

관련근육

주동근육: 대흉근, 상완삼두근, 삼각근

이차근육: 복직근, 회전근개(극하근, 극상근, 견갑하근, 소원근)

골프 포커스

골프에서 대부분의 샷은 대단한 상체 근력 및 파워를 요하지 않는다. 그러나 이들 체력 요소가 샷을 만들어내는 골퍼의 잠재력에 매우 중요해지는 때가 있다. 제이슨 데이가 스크램블링(scrambling, 그린 적중에 실패하였을 때 파 이하의 성적을 거두는 능력)에 아주 능한 이유 중의 하나는 일부 매우 어려운 샷을 잘 마무리하는 상체 근력 및 파워를 지니고 있기 때문이다. 불가피하게 골퍼의 티샷 중 일부는 정말로 깊은 러프에 빠지고 만다. 근력이 충분하지 않으면 골퍼는 페어웨이로 안전하게 다시 쳐내는 것 외에는 다른 대안이 없으며, 이것도 어려울 수 있다. 플라이오메트릭 푸시업 운동을 해서 상체의 파워를 증가시키면 티샷이 나빴어도 파 세이브를 잘 할 수 있다. 골퍼는 러프에서 강력하게 쳐내 한층 더 쉽게 페어웨이로 돌아갈 수 있으며, 또한 어려운 라이에서 그린을 공략할 기회가 더 많아진다.

응용운동 상승된 플라이오메트릭 푸시업
Elevated Plyometric Push-Up

이 응용운동은 앞의 운동에서와 동일한 근육군을 단련하게 되지만 수행하기가 조금 더 쉽다. 양손을 지면에 놓는 대신 벤치, 계단 또는 카운터를 사용하여 체중의 일부 부하를 제거한다.

케틀벨 스윙
Kettlebell Swing

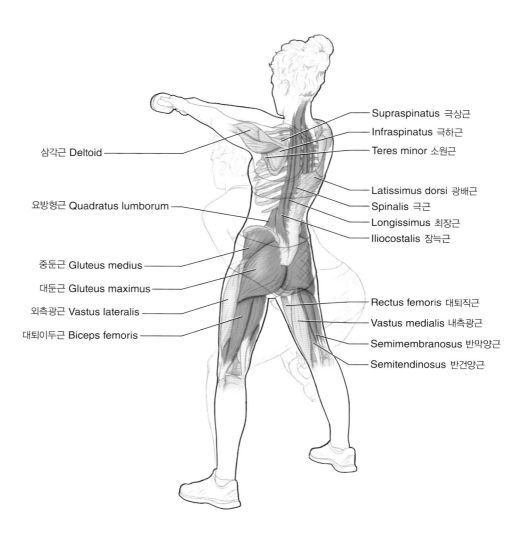

Supraspinatus 극상근

Infraspinatus 극하근

Teres minor 소원근

Latissimus dorsi 광배근

Spinalis 극근

Longissimus 최장근

Iliocostalis 장늑근

삼각근 Deltoid

요방형근 Quadratus lumborum

중둔근 Gluteus medius

대둔근 Gluteus maximus

외측광근 Vastus lateralis

대퇴이두근 Biceps femoris

Rectus femoris 대퇴직근

Vastus medialis 내측광근

Semimembranosus 반막양근

Semitendinosus 반건양근

⚠ 안전수칙: 처음에는 일단 운동 기법이 편안해졌을 때 사용하게 될 중량보다 더 가벼운 케틀벨을 사용한다. 적절한 자세를 충분히 배울 때까지 가벼운 케틀벨로 연습한다.

운동 방법

1. 양발을 약간 바깥으로 돌리고 엉덩이 너비보다 약간 더 넓게 벌린 채 운동 자세로 선다. 무릎을 약간 구부리고 둔부를 뒤와 아래로 밀어 고관절을 굴곡시킨다. 등은 중립 또는 약간 신전된 자세로 둔다. 몸통은 대략 지면과 평행해야 한다. 케틀벨은 머리 바로 아래 지면에 두어야 한다.

2. 몸의 정중선에서 양손으로 케틀벨의 꼭대기를 붙잡는다. 케틀벨을 지면에서 약간 들어 올리고 다리 사이에서 흔들리도록 한다. 척추를 길게 유지한다. 케틀벨이 뒤로 움직일 때 무릎을 약간 구부린다.

3. 둔근을 조임으로써 골반과 엉덩이를 앞쪽으로 몰아가 신전시킨다. 이러한 엉덩이 몰기는 자동적으로 케틀벨을 대략 가슴 높이로 몰고갈 정도로 강해야 한다. 팔꿈치는 운동 내내 펴야 한다. 팔에 의존하여 케틀벨을 들어 올려서는 안 된다. 팔은 움직임을 지지하고 제어하지 움직임을 일으키지는 않는다.

4. 스윙의 정점에서 몸은 케틀벨의 탄력을 멈추기 위해 뻣뻣해야 한다. 몸을 마치 서서 복근 플랭크 자세를 취하고 있는 것으로 생각한다.

5. 팔을 편 채 고관절을 굴곡시키면서 케틀벨을 골반 쪽으로 내린다.

6. 10~30초 동안 반복한다.

관련근육

주동근육: 대/중둔근, 햄스트링(반건양근, 반막양근, 대퇴이두근), 척추기립근(극근, 최장근, 장늑근), 요방형근

이차근육: 광배근, 대퇴사두근(대퇴직근, 외측/내측/중간광근), 삼각근, 회전근개(극하근, 극상근, 견갑하근, 소원근)

골프 포커스

적절히 고관절을 굴곡시킨 다음 엉덩이 후방의 근육(특히 대둔근과 햄스트링)을 사용해 효율적이고 폭발적인 신전 움직임을 일으키는 능력은 골퍼에게 매우 유용한 기량이다. 골퍼가 적절히 고관절을 굴곡시킬 수 있으면 허리에 가해지는 많은 스트레스가 제거되고 다리로부터 위로 몸통으로 보다 완벽한 에너지 전달이 가능하다. 던지기에서 점프까지 그리고 전력 질주에서 펀치까지, 고관절 신전은 거의 모든 스포츠 활동에서 파워의 주요 추진 요인이다. 적절히 고관절을 굴곡시키는 능력이 결여되어 있는 골퍼가 많으며, 따라서 이들은 결코 이에 관여하는 큰 근육을 사용하도록 몸을 적절히 준비하지 않는다. 케틀벨 스윙 운동을 터득해 티, 페어웨이와 러프에서 파워를 즉각 증진시키도록 한다.

중량 조끼 플라이오메트릭 스쿼트
Weighted Vest Plyometric Squat

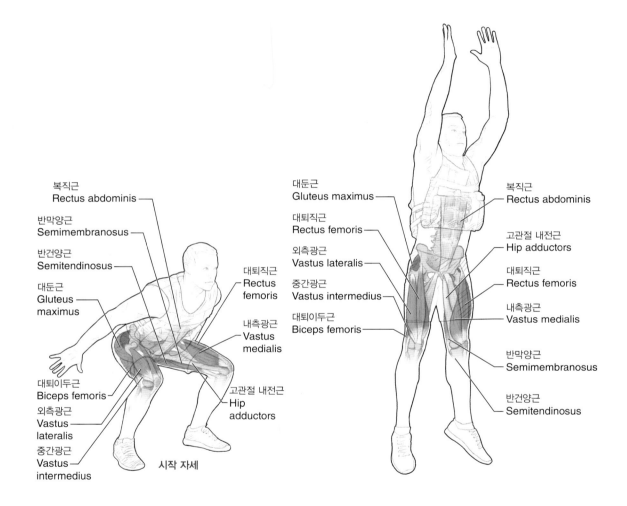

복직근
Rectus abdominis

반막양근
Semimembranosus

반건양근
Semitendinosus

대둔근
Gluteus maximus

대퇴이두근
Biceps femoris

외측광근
Vastus lateralis

중간광근
Vastus intermedius

대퇴직근
Rectus femoris

내측광근
Vastus medialis

고관절 내전근
Hip adductors

시작 자세

대둔근
Gluteus maximus

대퇴직근
Rectus femoris

외측광근
Vastus lateralis

중간광근
Vastus intermedius

대퇴이두근
Biceps femoris

복직근
Rectus abdominis

고관절 내전근
Hip adductors

대퇴직근
Rectus femoris

내측광근
Vastus medialis

반막양근
Semimembranosus

반건양근
Semitendinosus

운동 방법

1. 중량 조끼(weighted vest)를 착용한 채 다리를 어깨너비 정도로 벌리고 양발을 약간 바깥으로 돌린 채 선다. 팔꿈치를 구부리고 손을 약간 몸의 앞쪽으로 위치시킨 채 양팔을 편안한 운동 자세로 둔다.

2. 무릎은 발목과 발 위로 있어야 하고 중앙 쪽으로 안으로 처져서는 안 된다.

3. 몸을 내려 부분 스쿼트 자세를 취하면서 양팔을 아래와 뒤로 당겨 몸이 폭발적인 점프를 준비하도록 한다.

4. 가능한 한 높이 위로 점프하면서 양팔을 천장 쪽으로 추켜올린다.

5. 스쿼트 시작 자세로 다시 착지하면서 척추를 길게 유지한다. 양발이 지면에 닿자마자 몸으로부터 지면을 몰아내면서 밀기 시작하여 다시 점프를 시작하는 데 집중한다.

⚠ **안전수칙:** 엉덩이가 전방으로 경사되어 있을 경우에는 양발을 서로 평행하게 하고 발가락을 바깥으로 돌리는 대신 전방으로 향하게 한 채 보다 중립적인 스탠스로 선다.

관련근육

주동근육: 대둔근, 햄스트링(반건양근, 반막양근, 대퇴이두근),
대퇴사두근(대퇴직근, 외측/내측/중간광근)

이차근육: 복직근, 고관절 내전근

골프 포커스

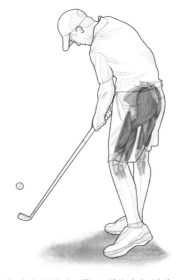

중량 조끼 플라이오메트릭 스쿼트 운동은 골퍼가 스쿼트 자세로 내려가는 신장성의 힘 흡수 동작으로부터 점프해 올라가는 단축성의 폭발적인 동작으로 전환할 때 신체가 경험하는 저항을 안전하게 증가시키는 기회를 제공한다. 대부분의 골퍼에게 관건은 얼마나 높이 점프할 수 있는지가 아니라 얼마나 신속히 그리고 효율적으로 몸의 속도를 늦추고 방향을 반전시킬 수 있는지에 있다. 몸의 속도를 늦추는 능력을 향상시키면 골프 스윙이 보다 안전해지는데, 골퍼가 더 짧은 시간에 더 많은 힘을 흡수할 수 있기 때문이다. 이는 많은 관절이 가동범위의 끝부분으로 접근하는 때인 스윙의 끝으로 향하면서 속도가 줄어든다는 의미이다. 골프에서 대부분의 과사용 부상은 가동범위의 끝부분에서 일어난다. 근육이 몸의 속도를 적절히 늦출 수 없으면 관절 안과 주위의 결합조직(관절낭, 인대와 건)이 더 큰 전단력(shear), 압력(compression) 및 회전력(torque)을 경험한다.

반면 볼 임팩트 후 몸과 클럽의 속도를 모두 효과적으로 늦출 수 있는 몸이라면 18번 홀의 벙커에서 탈출해 버디를 잡아 연장전으로 끌고 가야 할 때 속도를 높일 가능성이 더 크다. 몸의 속도를 늦출 수 있으면 클럽 헤드 스피드를 더 빠르게 가져갈 수 있다는 것이다. 골퍼가 몸의 속도를 늦출 수 없으면 몸이 클럽 헤드 스피드를 높이도록 하지 않는데, 몸은 속도를 높이면 부상을 일으킬 위험이 한층 더 커질 수 있다는 점을 내재적으로 알기 때문이다.

벽으로 플라이오메트릭 골프 스로우
Plyometric Golf Throw to a Wall

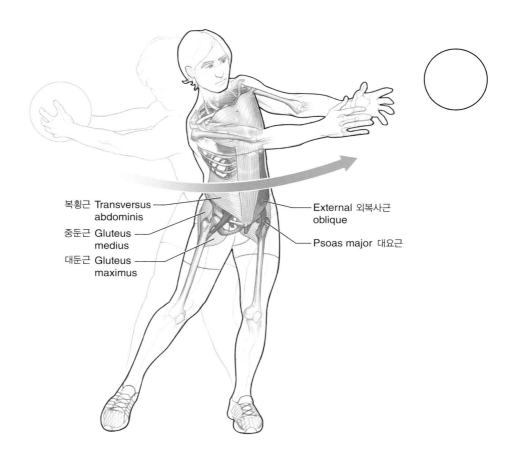

복횡근 Transversus abdominis

중둔근 Gluteus medius

대둔근 Gluteus maximus

External 외복사근 oblique

Psoas major 대요근

운동 방법

1. 견고한 벽의 오른쪽으로 몇 십 센티미터 떨어져 골프 자세로 서고 양손으로 메디신 볼을 든다. 이것이 시작 자세이다.
2. 몸을 골프 자세 이내에서 오른쪽으로 회전시켜 백스윙 스타일의 자세를 취한다.
3. 한 번의 부드러운 움직임으로 메디신 볼을 감속한 다음, 다리를 지면으로 밀어 내림으로써 다시 왼쪽으로 움직이기 시작하여 팔과 볼을 벽 쪽으로 가속한다.

4. 볼을 벽 쪽으로 놓아주며 일어서고 팔로우 스루를 마치면서 볼이 되틸 때를 대비한다.

5. 볼이 벽에서 튀어 되돌아올 때 골프 스윙 셋업 자세로 되돌아가고 볼의 탄력을 감속하면서 다시 백스윙 자세로 움직인다. 요구되는 횟수만큼 반복한다(6~10회).

6. 반대 측으로 회전시키며 반복한다.

관련근육

주동근육: 내/외복사근, 대요근

이차근육: 대/중둔근, 복횡근

골프 포커스

일단 골퍼가 백스윙의 정점에 이르면 중심부를 사용하여 타깃 반대쪽으로의 움직임을 감속하고 동시에 다리를 사용하여 골반을 타깃 쪽으로 몰아가기 시작하는 것이 중요하다. 다운스윙에서는 골반과 어깨의 진정한 분리가 일어난다. 다리를 사용하여 다운스윙을 시작하면서 상체로부터 골반을 분리하는 법을 배우는 것은 스윙의 파워와 효율성을 기르는 데 중요한 측면이다. 플라이오메트릭 골프 스로우 운동은 골반, 중심부와 팔에서 신장성 및 단축성 파워를 기르도록 도와준다.

응용운동 파트너에게 골프 자세 스로우
Golf Posture Throw to a Partner

벽을 이용할 수 없지만 파트너를 구할 수 있을 경우에는 볼을 대신 파트너에게 던져 앞의 운동을 수행한다. 몸을 백스윙 자세로 회전시키면서 볼을 받고 부드럽게 자세를 전환하여 다리와 골반을 회전시키기 시작해 파트너 쪽으로 몰아간다.

샷 풋
Shot Put

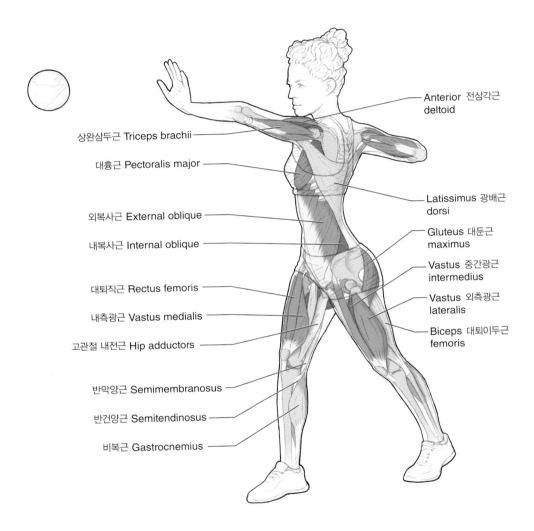

Anterior 전삼각근
deltoid

상완삼두근 Triceps brachii

대흉근 Pectoralis major

Latissimus 광배근
dorsi

외복사근 External oblique

내복사근 Internal oblique

Gluteus 대둔근
maximus

Vastus 중간광근
intermedius

대퇴직근 Rectus femoris

Vastus 외측광근
lateralis

내측광근 Vastus medialis

고관절 내전근 Hip adductors

Biceps 대퇴이두근
femoris

반막양근 Semimembranosus

반건양근 Semitendinosus

비복근 Gastrocnemius

운동 방법

1. 양발을 좁은 스탠스로 한 채 서고 왼손으로 작은 메디신 볼(SoftMed 볼 등)을 왼쪽 어깨 옆으로 든
   다. 오른팔을 펴고 몸의 앞쪽으로 두되 일단 볼이 던져지면 가게 될 방향으로 향하게 한다.
2. 무릎을 구부리고 고관절을 굴곡시키며 몸통을 왼쪽으로 회전시켜 대부분의 체중이 왼발에 실리도록
   한다. 이것이 시작 자세이다.

3. 오른쪽 팔꿈치를 구부리고 오른쪽 엉덩이 쪽과 그 뒤로 폭발적으로 당겨 던지기 동작을 시작한다. 이렇게 하면 몸을 타깃 쪽으로 회전시키는 데 도움이 될 것이다. 동시에 왼발을 지면으로 폭발적으로 밀어 다리와 골반을 타깃 쪽으로 몰아가는 움직임을 시작한다.

4. 오른발을 다시 지면으로 힘있게 당겨 체중을 오른쪽 다리로 옮긴다. 이렇게 하면 서 있는 상태에서 몸이 완전히 오른쪽으로 회전할 것이다.

5. 몸이 오른쪽으로 회전할 때 샷 풋 동작을 사용해 볼을 왼쪽 어깨로부터 타깃 쪽으로 폭발적으로 민다. 지면에 힘이 실리고 이어서 발, 무릎과 엉덩이로부터 추진되기 시작한 에너지 전달을 완료한다.

6. 요구되는 횟수만큼 반복한다. 그런 다음 반대쪽에서 반복한다.

관련근육

주동근육: 대흉근, 전삼각근, 상완삼두근, 내/외복사근, 대둔근, 대퇴사두근(대퇴직근, 외측/내측/중간광근)

이차근육: 햄스트링(반건양근, 반막양근, 대퇴이두근), 고관절 내전근(앞쪽 다리), 비복근, 광배근(앞쪽 팔)

골프 포커스

드라이버 샷을 가장 잘 그리고 가장 일관되게 치는 많은 골퍼들은 앞쪽 팔을 당겨 몸을 타깃 쪽으로 회전시키면서 뒤쪽 팔을 밀어 볼로 에너지 전달을 증가시킬 수 있다. 샷 풋은 팔을 당기고(앞쪽) 미는 (뒤쪽) 것을 다리를 당기고(앞쪽) 미는(뒤쪽) 것과 동시에 이루어 지게 하는 훌륭한 운동이다. 이는 파워를 생성할 때 신체가 완벽 히 일체로 작용하도록 하면서도 어느 하나의 사지에 가해지는 과 도한 스트레스를 최소화하는 가장 좋은 방법의 하나이다. 2013 시즌 PGA 투어에서 최상위 볼 스트라이커였던 그레이엄 딜렛은 이러한 스타일의 운동에서처럼 앞쪽 팔을 당기는 훈련을 하여 그가 골프 스윙에서 사용하는 엄청난 회전을 기르도록 돕는다.

 한쪽 팔 튜빙 펀치
Single-Arm Tubing Punches

볼 대신 운동용 튜빙을 사용해 앞의 운동과 동일한 동작 패턴으로 운동해도 된다. 튜빙을 몸 뒤로 그리고 몸의 오른쪽으로 지면 근처에 고정된 물체에 부착한다. 튜빙을 오른손으로 붙잡고 마치 샷 풋을 하는 것처럼 동일한 동작을 수행한다. 종료 자세를 2초 동안 유지한 다음 시작 자세로 되돌아가고 반복한다.

변형 한쪽 팔 덤벨 스내치
Modified Single-Arm Dumbbell Snatch

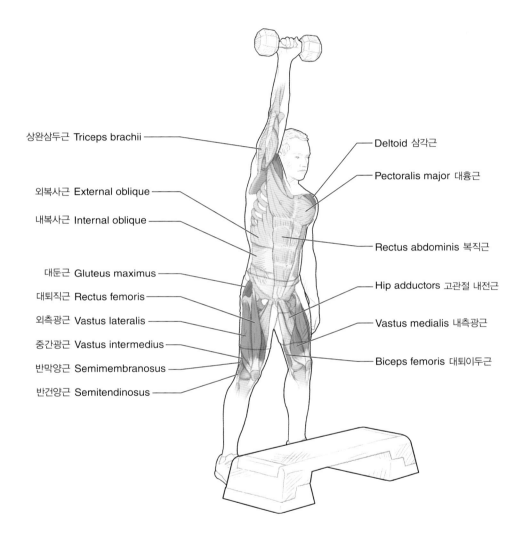

상완삼두근 Triceps brachii

외복사근 External oblique

내복사근 Internal oblique

대둔근 Gluteus maximus

대퇴직근 Rectus femoris

외측광근 Vastus lateralis

중간광근 Vastus intermedius

반막양근 Semimembranosus

반건양근 Semitendinosus

Deltoid 삼각근

Pectoralis major 대흉근

Rectus abdominis 복직근

Hip adductors 고관절 내전근

Vastus medialis 내측광근

Biceps femoris 대퇴이두근

운동 방법

1. 덤벨을 지면에서 약 30㎝ 높이의 벤치 또는 박스 위에 얹는다. 양발을 어깨너비보다 약간 더 넓게 벌린 채 벤치의 바로 앞쪽에 선다. 덤벨과 정강이 사이의 공간을 가능한 한 적게 해야 한다.
2. 무릎을 구부리고 고관절을 굴곡시킨다. 오른손을 오버핸드 그립으로 해서 덤벨을 붙잡는다. 덤벨을

벤치 또는 박스 위에 얹으면(웨이트를 지면에서 들어 올리는 대신) 허리가 구부러지지 않은 채 긴 척추가 촉진될 것이다.

3. 몸을 덤벨 쪽으로 약간 당겨 내리면서 오른쪽 견갑골을 후인(뒤로 당기기) 시켜 어깨와 등에 힘을 싣는다. 팔꿈치는 시작 및 종료 자세에서 곧게 펴져야 하지만 운동에서 실제로 움직이는 동안에는 구부러질 것이다.

4. 엉덩이를 위와 앞쪽으로 몰아가고, 일어서면서 팔꿈치를 폭발적으로 추켜올려 덤벨을 천장 쪽으로 당긴다. 팔꿈치가 신전되고 오른쪽 어깨 위로 얹힌 채 높이 선 자세로 종료한다. 이렇게 엉덩이와 팔을 몰아가는 동안 내내 어깨가 늑골의 뒤쪽에 밀착되고 아래로 당겨진 상태를 유지한다.

5. 몸을 폭발적으로 추켜올려 높이 선 자세를 취하는 동안 발뒤꿈치가 지면에서 들리면서 체중이 앞쪽으로 발 위로 그리고 발가락으로 옮겨지는 것을 알게 된다.

6. 시작 자세로 되돌아가고 요구되는 횟수만큼 반복한다. 그런 다음 팔을 바꾼다.

7. 비교적 가벼운 웨이트로 시작하고 운동 내내 척추, 엉덩이와 어깨에서 적절한 자세를 유지하는 데 집중한다. 이러한 신체 부위 각각이 항상 제어되도록 하는 중량의 웨이트를 사용한다.

관련근육

주동근육: 대둔근, 햄스트링(반건양근, 반막양근, 대퇴이두근), 대퇴사두근(대퇴직근, 외측/내측/중간광근), 고관절 내전근, 삼각근

이차근육: 대흉근, 상완삼두근, 복직근, 내/외복사근

골프 포커스

이미 논의하였듯이 짜임새 있는 운동 조절 시스템의 작동 하에 다리를 사용하고 고관절을 효율적으로 굴곡시키며 강한 중심부를 동원하는 것이 코스 경기력을 향상시키고 골퍼에게 가용한 샷 대안을 늘리며 부상 가능성을 감소시키는 가장 효과적인 방법이다. 변형 한쪽 팔 덤벨 스내치 운동은 다리, 엉덩이와 중심부의 효율적인 동기화(synchronization)를 요한다. 규칙적으로 수행하면 이 운동은 신체 기량을 크게 향상시켜 골프 동료들을 물리치는 것이 조금 더 수월할 수 있다. 이 운동을 자신이 필요하다고 생각하는 중량보다 더 가벼운 웨이트로 시작하고 보다 무거운 중량을 시도하기 전에 움직임을 가능한 한 효율적으로 일으키는 데 집중하도록 한다.

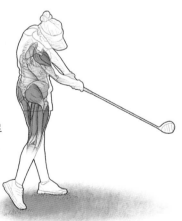

메디신 볼 스태빌리티 슬램
Medicine Ball Stability Slam

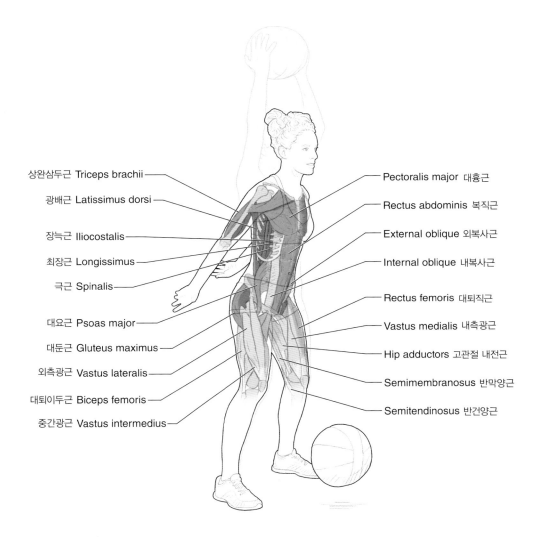

상완삼두근 Triceps brachii

광배근 Latissimus dorsi

장늑근 Iliocostalis

최장근 Longissimus

극근 Spinalis

대요근 Psoas major

대둔근 Gluteus maximus

외측광근 Vastus lateralis

대퇴이두근 Biceps femoris

중간광근 Vastus intermedius

Pectoralis major 대흉근

Rectus abdominis 복직근

External oblique 외복사근

Internal oblique 내복사근

Rectus femoris 대퇴직근

Vastus medialis 내측광근

Hip adductors 고관절 내전근

Semimembranosus 반막양근

Semitendinosus 반건양근

운동 방법

1. 양발을 어깨너비로 벌린 채 서서 무릎을 약간 구부린다.

2. 항상 몸통을 안정되게 유지하면서 세차게 놓아도 되는 메디신 볼을 머리 위로 든다. 이 운동 중 일어나는 척추 굴곡의 정도를 최소화한다. 팔은 몸통이 안정된 상태에서 움직여야 한다. 이렇게 길고 안정된 척추와 몸통은 복근 플랭크 운동에서 경험하는 자세와 비슷해 선 플랭크 자세라고 한다.

3. 선 플랭크 자세를 흐트러뜨리지 않으면서 메디신 볼을 몸의 앞쪽 바닥으로 가능한 한 세차게 몰아
   내린다.
4. 바닥에서 튀어 올라오는 메디신 볼을 잡고 머리 위로 되돌린다.
5. 원하는 횟수만큼 반복한다.

관련근육

주동근육: 복직근, 광배근, 대둔근, 대흉근, 상완삼두근, 대요근, 척추기립근(극근, 최장근, 장늑근)

이차근육: 햄스트링(반건양근, 반막양근, 대퇴이두근), 고관절 내전근, 대퇴사두근(대퇴직근, 외측/내
측/중간광근), 내/외복사근

골프 포커스

척추를 보호하는 근육에서 내부 및 외부 힘에 모두 저항하
는 능력을 기르는 것은 몸통에서 힘의 생성을 향상시키면서
탄력성을 증가시키는 훌륭한 방법이다. 탄력성이 증가하면 부
상 가능성이 감소한다. 많은 사람이 플랭크 운동을 바닥에서 수행
하나, 서서 하는 역동적인 플랭크 유사 운동을 체력 훈련 프로그
램에 도입하면 발, 척추와 골반에 있는 신경계 수용체의 협동
을 향상시키는 데 도움이 된다. 신체의 신경계 내에서 소
통이 향상되고 보다 정확해지면 티샷을 칠 때 그리고
러프, 샌드와 페어웨이의 까다로운 라이에서 경기력
이 올라갈 것이다. 이 운동을 통해 PGA 투어에서 최장타자 중 하나인 케빈 채플과 같은 선수는 비교
적 짧은 테이크어웨이 및 팔로우 스루로도 놀라운 클럽 헤드 스피드를 기를 수 있다.

응용운동 메디신 볼 파워 슬램
Medicine Ball Power Slam

앞의 운동은 파워를 증가시키고 보다 많은 근육을 포함시키기 위해 변형할 수 있다. 운동 중 선 플랭크
자세를 유지하는 대신 볼을 지면으로 세차게 놓으면서 고관절을 굴곡시킨다. 메디신 볼을 머리 위로 들면
서 발뒤꿈치를 올린다. 발뒤꿈치를 지면에 붙이고 움직임을 시작한 다음 볼을 지면으로 세차게 놓으면서
고관절을 굴곡시킨다. 대부분의 운동선수는 몸을 내린 자세에서 척추를 굴곡시키는 대신 길게 유지해야
한다. 척추 대신 엉덩이로부터 파워가 생성된다고 생각한다. 튀어 올라오는 볼을 잡고 반복한다.

체력 훈련 프로그램의 구성
PROGRAM PLANNING

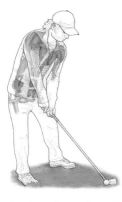

체력 훈련 프로그램은 골퍼마다 각자의 요구, 욕구, 한계 및 재능에 기초해 맞춰 구성해야 하므로, 우리는 일부 세계 최고의 골퍼들에게 처방된 체력 훈련 프로그램을 분석하여 그들이 시즌의 서로 다른 시기에 어떻게 ≪골프 아나토미≫의 운동을 사용하는지 알아봤다. 운동의 선택은 분명 개별 운동선수의 코스 안팎 요구와 선수가 경험한 누적된 스트레스에 따라 달라진다. 아울러 이들 운동선수가 사용하는 저항 수준, 세트 횟수, 휴식 기간과 기타 변수들은 날마다 또 주마다 변화하고 해당 운동선수의 생체역학, 회복도 등에 달려 있다.

불행히도 대부분의 경우, 운동선수는 부상이나 현저히 제한된 신체 조절 때문에 우리의 지도를 받기 시작한다. 따라서 프로그램은 흔히 개별 관절들의 움직임과 조절의 질적 측면을 향상시키는 데 역점을 두면서 시작된다. 건강하고 기능적인 관절은 반드시 갖춰야 하는 전제조건이다. 한 관절이 복잡한 다관절 움직임을 안전하게 수행하는 데 요구되는 가동범위를 원활하게 이루리라 기대하는 것은 단순한 단일 관절 움직임을 수행할 때 그 관절이 그와 동일한 또는 더 큰 가동범위를 일으키거나 제어할 수 없을 경우에는 무리한 기대이다. 그럼에도 많은 트레이너, 운동선수와 코치가 이러한 기대를 하고 있는 듯하다.

운동선수가 전제조건인 관절 건강과 운동 조절 능력을 성취하였으면 프로그램의 초점은 대개 전반적인 신체 자각과 움직임의 효율성으로 옮겨진다. 우리는 발, 엉덩이, 척추와 어깨 복합체의 기능과 제어를 향상시키는 것을 중요하게 생각한다. 운동선수는 이들 부위 각각을 분절적으로 인근 관절 복합체들과 구분해 움직이는 능력이 필요하다. 일단 운동선수가 이러한 수준의 신경계 조절 능력을 갖추면, 우리는 이들 관절을 여러 분절의 조화로운 사용을 요하는 보다 복합적인 움직임에 포함시킨다. 발목 족배굴곡, 고관절 굴곡 또는 체중부하 스쿼트를 제대로 수행하지 못하는 운동선수에게 파워 스내치를 시켜서는 안 된다. 가동성, 균형과 고유수용감각에 관한 장들(제3장과 제4장)에서 소개한 운동을 프로그램에 포함시켜 근력과 파워에 관한 장들로 진행할 때 사용할 수 있는 토대를 기르도록 한다.

이 장에서는 리디아 고, 게리 우드랜드, 케빈 채플, 그레이엄 딜렛과 안병훈이 사용한 프로그램의 일부를 소개한다. 리디아 고의 프로그램은 그가 각 신체 부위를 마음대로 통제할 수 있게 되었으므로, 발로부터 위로 강한 기초 체력을 기르기 위해 사용한 운동에 초점을 둔다. 안병훈의 프로그램은 경기 시즌이 시작되기 일주일 전에 그가 한 운동의 예이다. 그는 오프시즌 중 이미 전반적인 근력 및 파워 능력을 길렀으므로, 유럽 및 PGA 투어에서 모두 경기하는 빡빡한 이동 일정에 대비해 훈련을 점차 줄이고 체력을 회복하는 데 역점을 두었다. 그레이엄 딜렛은 이 부분의 프로그램을 척추 수술 후 건강한 그리고 기능적인 신체를 유지하고 수술의 후유증을 최소화하기 위해 사용했다. 케빈 채플의 프로그램은 전형적인 라운드 전 워밍업 과정의 예이다. 이 프로그램은 그가 첫 주든 또는 5주 연속이든 투어에서 경기할 때 그의 몸이 적절히 준비되도록 돕는다.

마지막으로 게리 우드랜드의 프로그램은 그가 어떻게 오프시즌 중에 자신의 전반적인 능력을 길렀는지를 보여준다. 이 장에 소개된 기타 많은 프로그램과 달리 게리의 프로그램은 이 책의 근력 및 파워에 관한 장들로부터 더 많은 운동을 포함시켰다. 그는 이미 기초 체력을 길렀으므로 근력을 증가시키고 파워 중심 훈련 단계로 이행하는 데 초점을 두었다. 세계 정상급 투어에서 경기하는 선수들은 대부분 자신의 프로그램에서 위와 같은 부분에 현저한 시간을 투자하지 않는데, 오프시즌이 충분하지도 않고 많은 운동선수가 그 기간의 상당한 시간을 회복에 집중시켜야 하기 때문이다. 게리가 근력 또는 파워 중심 훈련을 하였을 때 그는 동등하게 신체 회복에 역점을 두었다. 여기에는 연조직 치료, 냉동요법, 침 치료 또는 건침 요법, 고압 치료, 또는 기타 치료가 포함될 수도 있다. 고되게 훈련해서 조직이 손상되면 잘 회복될 수 있도록 필요한 환경을 마련해주어야 한다.

정상급 운동선수든 혹은 주말 운동자든 통증과 염증은 아마도 최고 수준의 경기력에 도달하는 데 가장 큰 장애일 것이다. 통증 및 염증 패치는 골프 엘보에서 요통까지, 정강이 통증과 반달연골 통증에서 어깨 및 목 통증까지 근골격계 질환의 완화에 도움을 주는 가장 안전한 방법일 수도 있다.

가동성, 균형과 고유수용감각 중심 프로그램

체력 훈련이 생소한 경험이거나 한참 그만두었다가 체력 훈련을 재개하는 골퍼라면 우리는 워밍업, 가동성, 균형과 고유수용감각에 관한 장들(제2~4장)의 운동에 시간을 투자하도록 적극 추천한다. 대부분의 골퍼에게 이들 장의 운동은 건강과 코스 경기력의 측면에서 가장 큰 가치가 있다. 개개인은 부상, 훈련 경험, 유전과 건강에 관한 한 각자 서로 다른 경험들을 가지고 있을 것이다. 팔과 어깨의 가동성 또는 근력을 길러야 하는 골퍼인 경우에 위와 같은 장들의 운동에 좀 더 시간을 투자한다. 발 또는 엉덩이의 가동성을 두고 고심하는 골퍼인 경우에는 자신의 프로그램에서 이들 운동에 좀 더 강조점을 둔다.

리디아 고의 프로그램(표 8-1)은 체력 훈련 프로그램을 막 시작하고 발, 엉덩이, 척추와 어깨의 가동성을 향상시켜야 하는 골퍼에게 아주 좋은 예이다. 리디아의 프로그램에서 운동은 개별 관절 분절들을 구분하여 인근 분절에 대해 제어해 움직이는 능력을 기르는 데 초점을 둔다. 우리들 대부분은 개별 관절 분절을 분리해서 움직일 수 없다. 그 결과 보상적이고 비효율적인 연결 움직임을 사용할 수밖에 없으며, 이러한 움직임은 전신의 근육과 결합조직에 더 많은 스트레스를 가한다. 일단 이들 핵심 부위가 더 가동화되고 보다 정확하게 제어될 수 있으면, 신체 부위들을 보다 복합적인 다관절 움직임으로 통합하기 시작할 수 있다.

표 8-1. 리디아 고: 가동성, 균형과 고유수용감각을 위한 프로그램

운동	반복	지침
엄지발가락 올리기 Big Toe Raise	발 당 20회	발가락을 경사지게 하지 말고 곧장 위로 올리도록 한다.
발 회내와 회외 Foot Pronation and Supination	20회	움직임을 엉덩이가 아니라 발로부터 시작한다.
고양이와 낙타 분절 운동 Segmental Cat and Camel	5회, 반복 당 1분 소요	한 번에 하나의 분절만 움직이도록 한다.
90/90 다리 전환 90/90 Transition	측면 당 5~8회, 천천히	운동 내내 양쪽 다리 사이를 가능한 한 멀리 유지하도록 한다.
견갑골로 원 그리기 Scapular Circles	측면 당 5회	견갑골만 움직이도록 한다. 가능한 한 큰 범위로 움직인다.
어깨를 위한 프로운 스위머 Prone Swimmers for Shoulders	3회	운동 내내 팔꿈치와 손을 가능한 한 높이 유지하고 천천히 움직인다.
사이드 런지 3자세 Three-Position Side Lunge	각각의 자세 5회	런지 자세를 취할 때 고정된 다리 쪽의 무릎을 곧게 유지하는 데 초점을 둔다.
개구리 자세 등척성 내전과 외전 운동 Combat Frog Isometrics for Adduction and Abduction	각각의 방향으로 1회, 60초 유지	운동 내내 척추를 길게 유지한다.
한쪽 팔 펀치와 반대쪽 팔 당기기 Single-Arm Punch With Opposite Arm Pull	측면 당 8~12회	늘 되돌아가서는 뒤쪽 엉덩이에 힘을 실어야 다리를 효과적으로 사용하여 밀어낼 수 있다. 튜빙을 잡지 않은 손을 당겨 회전을 추진하는 것을 잊지 않는다.

리디아가 처음 데이비스 박사의 지도를 받기 시작하였을 때 프로그램의 많은 필수 요소가 그에게는 도전이었다. 과거에 그는 전제조건인 신체 조절 능력을 기른 후 보다 기본적인 움직임으로 토대를 만드는 대신 바로 보다 복합적인 운동을 시도했다. 이는 교정하기가 어려운 나쁜 움직임 패턴을 초래했다. 리디아의 프로그램을 보면 균형과 신체 자각의 증진을 현저히 강조한다는 점을 알게 된다. 결국 그는 이들 운동을 신속히 터득해 보다 다면적인 운동으로 넘어갔다.

난 내 몸의 각 부위를 조절하는 능력이 얼마나 중요한지를 결코 인식하지 못했다. 훈련에서 이러한 측면에 집중하였더니 골프 스윙 중 움직임의 효율성과 정확성이 극대화되었다. 내가 당신에게 해줄 수 있는 가장 훌륭한 조언은 기본기를 터득하라는 것인데, 그것으로부터 기타 모든 기량이 길러지기 때문이다.

리디아 고

체중부하 운동을 통한 근력과 가동성 중심 프로그램

일단 각각의 관절을 요구에 따라 조절하여 가동범위로 움직일 수 있는 골퍼라면 체중을 이용하는 보다 복합적인 운동으로 넘어간다. 상완와관절(어깨관절)에서 현저한 내회전과 외회전을 일으키지 못하는 골퍼는 견갑골을 적절히 전인 및 후인을 시킬 수 없거나, 혹은 흉추를 충분히 신전, 굴곡 및 회전을 시킬 수 없어 비스트-크랩-비스트 전환 운동을 수행하지 못한다. 이들 관절에서 요구되는 가동범위를 이룬 골퍼인 경우에 보다 힘든 운동으로 넘어가도록 한다.

안병훈이 사용한 프로그램(표 8-2)은 일단 각각의 개별 관절에서 충분한 제어를 이룩한 후 선택할 수 있는 운동 유형에 대한 아주 좋은 예이다. 그의 체중 위주 프로그램은 꽤 어렵지만 수행하는 반복 횟수를 늘리거나 줄여 더 또는 덜 어렵게 할 수 있다. 잘 짜여진 그의 프로그램은 움직임의 모든 면(plane)을 통해 다리, 팔과 몸통을 강화하면서 아울러 전신에 걸쳐 가동성을 향상시킬 것이다.

안병훈이 2016 매스터스에서 데이비스 박사의 지도를 받기 시작하였을 때 그는 그간 시달려왔고 그 주까지 이어진 목 부상 때문에 그 토너먼트의 연습

라운드에서 하나의 풀 샷도 칠 수 없었다. 불행히도 그 부상은 오거스타 경기 전주에 심한 문제로 확대되어 클럽을 스윙하는 능력을 방해했다. 그는 목요일에 볼을 티 위에 올려놓을 수 있었으며, 경기가 힘들기는 하였지만 금요일에 경기력이 호전되어 컷 통과 기준 내에 머물 수 있었다. 금요일에 훌륭한 경기를 펼쳤음에도 결국 한 타 차로 컷 탈락했다. 그는 목의 통증과 기능장애가 흉추의 신전 및 회전과 견갑골의 움직임이 자연스럽게 이루어지지 못하는 데서 기인한다는 사실을 알게 됐다. 그 결과 어깨와 팔의 움직임이 필요 이상으로 목과 등 상부에 현저히 더 많은 스트레스를 가하고 있었다. 그는 더욱 능숙하게 움직이고 보다 복합적인 운동에 필요한 전제조건들을 갖추었으므로, 자신의 몸에 부정적인 스트레스를 덜 주면서 근력 운동을 수행할 수 있는 것이다. 이는 경기력에 유익하고 부상 가능성을 감소시킨다.

안병훈의 프로그램(표 8-2)을 보면 2018 시즌이 시작되기 일주일 전에 그가 한 운동의 일부를 알 수 있다. 그는 이미 2개월에 걸친 훈련을 통해 전반적인 근력과 파워를 기른 상태라 훈련을 점차 줄이고 유럽 및 PGA 투어에서 모두 경기하는 빡빡한 일정을 시작하기 전에 에너지를 비축하면서 움직임 역량을 유지하는 중이었다.

난 내 몸의 제어를 향상시키기 위해 열심히 훈련하였고 그 결과 클럽 헤드 및 볼 스피드의 현저한 개선을 경험했다. 내 몸을 보다 효율적으로 움직이는 방법을 배우면 내가 볼을 그렇게 한층 더 멀리 칠 수 있으리라고는 결코 생각해보지 못했다.

안병훈

표 8-2. 안병훈: 체중부하 운동으로 근력과 가동성을 기르기 위한 프로그램

운동	반복	지침
90/90 다리 전환 90/90 Transition	측면 당 5회, 천천히	반복마다 뒤쪽 다리를 외회전시키면서 앞쪽 다리를 지면에 댄 상태를 가능한 한 오래 유지하도록 한다.
로우디드 비스트 자세에서 척추 파동 Spine Wave From Loaded Beast	3~5회	시간을 가지고 척추의 각 레벨이 이전 분절을 기반으로 움직이게 하는 데 초점을 둔다.
코삭 스쿼트 Cossack Squat	측면 당 5~8회	운동 내내 척추를 길게 유지한다. 척추가 너무 구부러지기 쉽다.
게 자세에서 팔 뻗기 Arm Reach From Crab	팔 당 5회, 천천히	양발을 지면으로 미는 데 초점을 두어 엉덩이를 들어 올리는 것으로 움직임을 시작한다. 상체와 팔이 공중에 매달려 있을 때 복식호흡을 하고 이들 부위가 이완되도록 한다.
비스트-크랩-비스트 전환 운동 Beast to Crab to Beast Flow	각각의 방향으로 3~5회	어깨의 움직임에 초점을 두고 어깨를 귀 쪽으로 위로 올리지 않도록 한다.
로우디드 비스트 자세에서 전갈 뻗기 Scorpion Reach From Loaded Beast	각각의 측면으로 2~3회	엉덩이를 위로 추켜올리면서 양팔이 곧게 펴져 있도록 한다. 다리가 천장 쪽으로 들리면서 고관절 신전이 아니라 고관절에서 조개껍데기가 열리는 움직임이 일어나게 하는 데 초점을 둔다.
비대칭 오프너 로테이션 Asymmetrical Opener Rotation	각각의 방향으로 8회	백스윙으로 움직이면서 타깃 쪽 견갑골을 낮게 유지한다. 이 부위를 귀를 향해 위로 올리기 쉽다.
한쪽 다리 에어플레인 Single-Leg Airplane	각각의 다리로 10회	운동 내내 엄지발가락을 지면에 댄 상태를 유지해야 한다. 엄지발가락 아래에 벌레가 있고 빠져나가지 않게 한다고 생각해본다.
무릎 꿇어 사커 스로우 Kneeling Soccer Throw	8~12회	볼을 머리 위로 올릴 때 늑골이 위로 올라가지 않도록 하는 데 초점을 둔다. 이렇게 하면 허리가 보다 안정적으로 유지될 것이다.

파워와 근력 중심 프로그램

상급 체중부하 운동을 적절히 수행할 수 있으면 외부 저항(덤벨, 케틀벨 등)을

추가하도록 한다. 골퍼는 근력과 그 다음으로는 파워의 개선에 강조점을 둘 수 있다. 게리 우드랜드의 프로그램(표 8-3)은 가동성과 신체 자각을 향상시키기 위해 체중부하 운동으로 몸을 적절히 준비시킨 후 오프시즌에 그가 하였던 유형의 프로그램을 보여준다. 충분한 워밍업을 거친 후 그가 수행하였던 이 프로그램은 처음에는 파워 운동, 그 다음으로는 근력 기반 훈련(헥스 바 데드리프트)을 강조해 파워 운동에서 경험하게 되는 고부하의 감속과 가속이 있을 때 신경계가 피로해지지 않도록 한다. 이 프로그램은 파워와 근력을 모두 강조하는 전신 훈련 프로그램의 좋은 예이다.

표 8-3. 게리 우드랜드: 근력과 파워를 위한 프로그램

운동	반복	지침
무릎 꿇어 사커 스로우 Kneeling Soccer Throw	8~12회	팔에서 파워를 생성하되 척추가 지지된 상태를 유지한다.
점핑 스플릿 스쿼트 Jumping Split Squat	다리 당 5~8회	매번의 점프에서 가능한 한 높이 점프한다.
중량 조끼 플라이오메트릭 스쿼트 Weighted Vest Plyometric Squat	5~8회	스쿼트 자세의 저점에서 허리가 어정쩡해져서는 안 된다.
헥스 바 데드리프트 Deadlift With Hex Bar	3~8회	몸을 지면으로 당겨 내려 어깨와 광배근을 잠근 다음, 일어서면서 지면을 자신으로부터 몰아내는 데 초점을 둔다.
푸시업과 플랭크 Push-Up to Plank	팔 당 12회	플랭크에서 푸시업 자세로 움직이면서 지면을 힘써 민다.
한쪽 팔 로테이션 프레스 Single-Arm Rotation Press	측면 당 8회	한쪽 팔은 웨이트를 들지 않고 당겨 몸통이 적절히 회전되도록 한다.
고블렛 워킹 런지 Goblet Walking Lunge	30초간 연속 런지	앞쪽 다리의 무릎을 뒤로 당겨 런지 자세에서 위로 치켜올린다.
튜빙 리버스 우드 촙 Reverse Wood Chop With Tubing	측면 당 8회	항상 시작 자세로 되돌아가야 한다. 서두르면 동작을 대충대충 하기 쉽다.

2017 시즌은 게리 우드랜드가 PGA 투어의 시즌 모든 경기에 참가하고 부상이 없던 첫해였다. 이러한 성공의 많은 부분은 시즌 내내 체력 훈련의 유지를 새로이 강조한 데 기인하였는데, 그는 과거라면 투어에서 일어나는 집중을 방해하는 일들로 인해 힘이 조금 빠졌을 것이다. 이러한 새 훈련 요법은 유용하였으며, 그는 규칙적인 치료와 회복 프로그램을 통합했다. 게리는 2017 시즌을 건강하게 마칠 수 있었으므로, 2017–2018 오프시즌을 근력 및 파워 능력의 개선에 집중하는 기회로 삼을 수 있었다. 이 프로그램은 그가 오프시즌 중에 수행하였던 훈련의 유형을 보여주는 예이다. 이 프로그램을 보면 그가 여전히 훈련의 이 단계에서 신체 제어, 균형과 가동성에 강조점을 둔다는 점을 알게 되나, 그의 초점은 자신의 운동 잠재력을 탐색하는 데 있다.

난 이러한 보다 복합적인 운동을 수행할 권리를 얻기 전에 기본기를 터득해야 했다. 이 책의 앞쪽에 소개된 운동을 몸에 익히는 데 시간과 노력을 투자하면 당신은 근력 및 파워 중심 운동에서 현저히 더 큰 진전을 보게 될 것이다.

게리 우드랜드

동적 워밍업 중심 프로그램

일단 이 책의 운동을 차례로 진행하였고 신체내에서 탄력성이 길러진 골퍼라면 라운드 전 워밍업을 변화시켜 다가오는 연습 또는 경기 과정뿐만 아니라 향후 훈련 과정에 대비해 몸을 준비시켜 줄 운동을 포함시켜도 된다. 열정적인 아마추어 또는 프로 골퍼가 라운드 전 또는 연습 전 워밍업을 얼마나 많이 하는 지를 생각해보면 워밍업이 장기적으로 몸을 향상시키는 데 얼마나 많은 기회를 제공하는지 인정할 수 있다.

케빈 채플의 프로그램(표 8-4)에서는 골프 전 워밍업 부분을 보게 된다. 그 의 프로그램은 보통 25~30분 소요된다. 이 워밍업에서 하나의 초점은 장기적 인 체력 개선을 위해 몸의 약한 부위를 단련하는 것이다. 25~30주의 토너먼트 를 치르는 보통의 프로 골퍼는 연간 125회 또는 그 이상의 워밍업을 할 것이며, 여기에는 토너먼트가 없는 주에 하는 골프가 포함되어 있지 않다. 체력의 개선 을 이루기 위한 기회는 많다. 제2장에 소개된 워밍업은 체력 훈련을 막 시작하 는 골퍼에게 아주 좋으나, 몸이 향상되면서는 보다 복합적인 운동을 포함하는 더 세밀하고 개별화된 프로그램이 적절하다. 이러한 워밍업에서 케빈은 발, 엉 덩이, 어깨와 척추를 활성화하는 것으로 시작한 다음 회전과 회전 저항을 모 두 요하는 전신 운동으로 넘어간다. 그는 속도를 강조하고 밴드를 사용하여 점 진적인 저항을 제공하는 보다 동적인 운동으로 마무리한다. 이와 같은 워밍업 은 구분된 저강도 운동에서 제어된 전신 운동으로 그리고 일단 몸이 적절히 풀 어지고 준비되면 마침내 격렬한 고속 운동으로 자연스레 이어지는 순서로 되어 있다.

표 8-4. 케빈 채플: 동적 워밍업

운동	반복	지침
엄지발가락 올리기 Big Toe Raise	발 당 20회	발가락을 경사지게 하지 말고 곧장 위로 올리도록 한다.
로우디드 비스트 자세에서 척추 파동 Spine Wave From Loaded Beast	5회, 반복 당 1분 소요	척추를 굴곡에서 신전으로 그리고 신전에서 굴곡으로 움직이면서 힘을 주어 천천히 움직이도록 한다.
90/90 다리 전환 90/90 Transition	측면 당 5~8회, 천천히	운동 내내 양쪽 다리 사이를 가능한 한 멀리 유지하도록 한다.
어깨를 위한 프로운 스위머 Prone Swimmers for Shoulders	3회	운동 내내 팔꿈치와 손을 가능한 한 높이 유지하고 천천히 움직인다.
변형 핸드-투-토우 자세 Modified Hand-to-Toe Pose	측면 당 2회, 반복 당 20초 소요	가능한 한 높이 선 느낌이 들게 한다. 대부분의 사람들에서 지지하는 다리는 펴져야 하겠지만 공중에 있는 다리는 구부려져 있을 수도 있다.
무릎 꿇어 팔로프 프레스 Kneeling Paloff Press	측면 당 8~12회, 천천히	운동 내내 고관절 굴곡과 척추 각도를 일정하게 유지한다.
회전 저항 루마니아 데드리프트 Antirotational Romanian Deadlift	측면 당 5~8회	척추 중립을 유지할 수 있는 한도로만 몸통을 내린다. 몸통을 내리면서 엉덩이가 벌어지지 않도록 한다.
무릎 올려 리버스 런지 Knee-Up Reverse Lunge	각각의 다리로 8회	운동의 어느 시점에서도 무릎이 안쪽으로 처지지 않도록 한다.
비대칭 오프너 로테이션 Asymmetrical Opener Rotation	각각의 방향으로 8회	다리를 사용하여 정점에서 파워를 생성한다. 한 번 심호흡을 하면서 종료 자세를 유지하여 발, 엉덩이와 중심부를 동원한다.
한쪽 팔 펀치와 반대쪽 팔 당기기 Single-Arm Punch With Opposite Arm Pull	측면 당 8~12회	이 운동에서 팔을 당기는 것은 미는 것만큼(아마도 그보다 더) 중요하다.

또한 이러한 워밍업은 골퍼에게 약점을 강점으로 만드는 기회를 제공한다. 이 워밍업 프로그램의 많은 운동은 케빈이 신체 능력 면에서 향상시키고자 하였던 부위들에 초점을 둔다. 골퍼가 자신의 워밍업에서 이와 동일하게 운동하면 역시 골프 코스 안팎에서 모두 몸이 움직이고 수행할 수 있는 방식 면에서

현저한 개선이 이루어질 것이다.

내 스윙을 보는 사람들은 대부분 그것을 더 길게 가져가야 한다고 생각한다. 다행히도 난 마크 블랙번 같은 훌륭한 코치와 전문 지식을 갖춘 트레이너 및 치료사(이 책의 저자들)를 만날 수 있었으며, 이들은 내 몸을 지도하여 그 개별 잠재력을 극대화할 수 있었다. 당신은 몸이 가장 효율적으로 움직이는 방식으로 스윙해야지 다른 누군가가 어떻게 스윙하는지를 따라 해서는 안 된다. 또한 당신의 몸이 각각의 연습 과정과 골프 라운드를 위해 워밍업이 되어 있도록 하는 것도 중요한데, 적절한 워밍업은 그저 신체 활동 이상이기 때문이다. 그렇다. 그것은 골프 라운드를 위해 보다 효과적으로 움직이도록 도울 것이다. 아울러 매번 볼을 티 위에 올려놓을 때마다 몸이 충분히 준비되도록 하는 놀라운 기회를 주면서 인생 여정에서 삶의 불가피한 측면이 되는 변수들을 물리칠 기회도 제공한다.

케빈 채플

부상 재활 중심 프로그램

이번 ≪골프 아나토미≫ 개정판에는 부상 방지에 관한 장이 없다. 대신 그레이엄 딜렛이 실시한 수술 후 훈련의 예(표 8-5)가 포함되어 있으며, 이는 그가 수술받은 요추에 가해지는 스트레스를 최소화하기 위해 발, 발목, 엉덩이와 척추의 기능을 향상시킬 목적으로 사용한 프로그램의 일부이다. 재활과 부상 방지에서 범하는 가장 큰 실수의 하나는 부상을 입은 조직에 과도하게 집중하는 것이다. 이는 야구에서 토미 존 수술을 받은 투수가 팔꿈치에 집중하는 것과 비슷하다. 오직 팔꿈치에만 집중한다면 부상의 재발률이 매우 높을 것인데, 투구 동작에서 팔꿈치에 가해지는 스트레스는 변화되지 않았기 때문이다. 대신 엉덩이, 척추와 어깨의 기능을 향상시키면 흔히 팔꿈치에 가해지는 스트레스가 감소하고 부상의 재발률이 현저히 낮아질 수 있다.

척추 수술을 받은 골퍼의 경우도 마찬가지이다. 부상 부위의 아래와 위에 있는 관절 복합체들의 기능을 향상시키면 요추의 구조물들이 받는 부하가 현저히 감소하고 부상 위험이 상당히 줄 수 있다. 이전에 척추 수술을 받은 적이 있거나 척추 부상을 일으킬 가능성을 최소화하고자 하는 골퍼라면 그레이엄의 프로그램을 참조해 자신의 것에 추가하도록 한다.

표 8-5. 그레이엄 딜렛: 부상 회복 프로그램

운동	반복	지침
엄지발가락 올리기 Big Toe Raise	발 당 20회	이는 보기보다 더 어렵다.
발 회내와 회외 Foot Pronation and Supination	20회	발의 족궁(arch)을 들어 올리고 기울여 내리는 데 초점을 둔다. 이를 적절히 하고 있다면 족궁이 움직이면서 정강이가 좌우로 회전될 것이다.
고양이와 낙타 분절 운동 Segmental Cat and Camel	5회, 반복 당 1분 소요	천천히 한다.
90/90 다리 전환 90/90 Transition	측면 당 5~8회, 천천히	운동 내내 양쪽 다리 사이를 가능한 한 멀리 유지하도록 한다.
비둘기 자세 Pigeon Pose	측면 당 1회, 반복 당 40~60초 소요	오른쪽 엉덩이의 뒤쪽을 펼치는 데 초점을 둔다. 나는 호흡에 집중하고 주의를 엉덩이의 뒤쪽에 집중하길 좋아한다.
견갑골로 원 그리기 Scapular Circles	측면 당 5회	천천히 그리고 가능한 한 큰 범위로 움직인다.

스토크 투 바우 Stork to Bow	다리 당 3회, 반복 당 30초 소요	전신이 가능한 한 길게 신장되는 것을 느끼도록 한다.
코삭 스쿼트 Cossack Squat	측면 당 10회	엉덩이를 가능한 한 낮추고 내측 대퇴에서 스트레칭을 느낀다. 척추를 구부러지게 해서는 안 된다.
삼각형 자세 Triangle Pose	각각의 자세로 5회	무릎이 얼마나 펴질 수 있는지가 아니라 몸통 회전에 초점을 두어야 한다. 무릎을 펴기 위해 몸통 회전을 줄여서는 안 된다.
개구리 자세 등척성 내전과 외전 운동 Combat Frog Isometrics for Adduction and Abduction	각각의 방향으로 1회, 60초 유지	운동 내내 척추를 길게 유지한다.
V 자세로 앉아 회전과 한쪽 팔 뻗기 V–Sit With Rotation and Single–Arm Reach	측면 당 5~8회	척추의 자연스런 만곡을 유지하고 이 만곡이 유지될 수 있는 한도로만 회전시키도록 한다.

그레이엄은 2010 PGA 투어 시즌 내내 척추 통증에 시달렸다. 불행히도 그는 바닥 신세를 질 수밖에 없는 지경에까지 이르렀다. 그는 2011년 1월 미세추간판절제술을 받았다. 그런 다음 그해의 나머지 기간을 척추 재활을 하고 투어 경기 복귀를 시도하면서 보냈다. 12월이 흘러갔어도 여전히 통증 없이 경기할 수 없었다. PGA 투어의 한 동료 프로가 데이비스 박사를 만나보라고 추천해 그는 올랜도로 날아가 진단 평가를 받았다. 진단 평가에서 데이비스 박사는 그레이엄의 발, 발목과 엉덩이가 적절한 가동범위로 움직이지 않고 이것이 스윙을 할 때마다 그의 요추에 상당한 스트레스를 가한다는 사실을 밝혀냈다. 이와 같은 소견에 따라 그레이엄은 이러한 주요 부위들에서 가동범위의 개선과 제어에 현저한 강조점을 두어야 했다. 이 책에 제시된 그의 프로그램을 보면 요추에 가해지는 스트레스를 최소화하기 위해 그가 사용한 일부 운동을 알게 된다.

엉덩이의 내회전과 발목 및 엄지발가락의 족배굴곡을 향상시킨 것이 내 능력을 되찾아 PGA 투어에 복귀하는 데 중요한 역할을 했다. 난 투어에 복귀할 수 있었을 뿐만 아니라 PGA 투어에서 정상급 볼 스트라이커로 자리하며 2013 시즌을 마쳤고 프레지던츠컵에서 세계 연합 팀으로 경기하는 첫 기회를 얻었다.

그레이엄 딜렛

운동 진행 방법

이 장에서 소개한 훈련 프로그램에서 보듯이 운동 처방은 매우 다양할 수 있다. 일부 세계 최고의 선수들도 기본기로 되돌아가 움직임 역량에 숙달한 후 근력 및 파워 운동을 시도해야 한다. 우리는 당신에게 효과적인 운동이란 항상 땀을 많이 흘리고 무거운 중량을 사용하는 것이어야 한다는 생각을 완전히 지워버리라고 적극 추천한다. 자만심을 버리고 그저 아주 좋은 움직임을 터득할 수 있으면 당신은 골프 코스에서 그 효과를 볼 것이다.

　이 책에서 장의 진행 순서는 구체적인 의도에 따라 구성되었으며, 이러한 특색은 어느 운동이 당신에게 적절할지를 결정하는 데 도움이 될 것이다. 또한 우리는 당신이 골프 체력 훈련 프로그램을 만들도록 돕기 위해 운동 진행 표(표 8-6)를 만들었다. 이 표에는 이 책의 각 장에 소개된 운동이 순서대로 나열되어 있다. 운동의 구체적인 초점은 운동 이름 옆에 있다. 이런 초점을 주제로 하는 각각의 장을 찾아가보면 해당 운동의 자세한 내용과 응용운동이 설명되어 있다.

이 표에서 가장 유용한 부분은 선행운동이라고 표기된 항목이다. 이 칸에 나열된 운동은 맨 왼쪽 칸에 나열된 운동으로 넘어가기 전에 숙달해야 하는 선행운동이다. 이 책의 각 부분은 이전에 나온 운동에 기반해 특정한 운동에 능숙해진 후 나중의 장들에서 소개되는 다면적인 운동으로 넘어가게 된다. 이 칸의 정보를 지표로 사용하여 당신이 초점을 두어야 하는 운동과 당신이 진전할 수 있는 속도를 평가하도록 한다.

당신이 견갑골 및 어깨 운동에 보다 능숙하다고 판단되지만, 예를 들어 기본적인 엉덩이, 발 및 발목 가동성을 더 기를 필요가 있을 수도 있다. 이러한 경우에는 보다 상급의 견갑골 운동으로 프로그램을 구성하되 제2장과 제3장의 엉덩이, 발 및 발목 가동성을 위한 운동을 포함시킬 수 있다. 아니면 당신은 발 및 발목 운동을 신속히 진행해간다고 판단되지만 엉덩이 및 견갑골 운동에 숙달할 시간이 더 필요할 수도 있다. 이러한 경우에는 다음의 표를 사용하여 이 책의 앞쪽 몇몇 장들에 소개된 엉덩이 및 견갑골 운동을 지속하면서 상급 발 및 발목 운동으로 더 빨리 진행하도록 한다. 선행운동을 제시하는 칸은 당신이 언제 보다 상급의 운동으로 진행할 수 있는지 또는 계속해서 개별 분절을 움직이는 기본기에 충실해야 할지를 알도록 도와줄 것이다. 당신이 이 책의 앞쪽 장들에 소개된 운동을 중심으로 시작하게 될지라도 놀라워하지 말라. 자신에게 솔직해지고 골프 코스에서 가장 큰 개선은 워밍업, 가동성, 균형과 고유수용감각을 다룬 장들의 운동에 숙달하는 데서 오리란 점을 신뢰하도록 한다.

표 8-6. 운동 진행

최적의 스윙 각도를 위한 가동성				
운동	페이지	초점	응용운동	선행운동
등척성 고관절 굴근 스트레칭 홀드 (햄스트링 활성화) Isometric Hip Flexor Stretch Hold (Hamstring Activation)	80	가동성		
개구리 자세 등척성 내전과 외전 운동 Combat Frog Isometrics for Adduction and Abduction	82	가동성		힙 90/90 (워밍업)
90/90 다리 전환 90/90 Transition	84	가동성		힙 90/90 (워밍업)
한쪽 팔 펀치와 반대쪽 팔 당기기 Single-Arm Punch With Opposite Arm Pull	86	가동성		견갑골로 원 그리기 (워밍업)
로우디드 비스트 자세에서 척추 파동 Spine Wave From Loaded Beast	88	가동성		고양이와 낙타 분절 운동 (워밍업) 어깨를 위한 프로운 스위머 (워밍업)
게 자세에서 팔 뻗기 Arm Reach From Crab	90	가동성		견갑골로 원 그리기 (워밍업) 어깨를 위한 프로운 스위머 (워밍업) 고양이와 낙타 분절 운동 (워밍업)
로우디드 비스트 자세에서 전갈 뻗기 Scorpion Reach From Loaded Beast	92	가동성		고양이와 낙타 분절 운동 (워밍업) 어깨를 위한 프로운 스위머 (워밍업) 한쪽 다리로 서서 고관절 굴곡과 슬관절 신전 (워밍업)
비스트-크랩-비스트 전환 운동 Beast to Crab to Beast Flow	94	가동성		게 자세에서 팔 뻗기 (가동성)
코삭 스쿼트 Cossack Squat	96	가동성		사이드 런지 3자세 (워밍업) 슈퍼플렉스 밴드 사용 발목 족배굴곡 (워밍업)

최적의 스윙 각도를 위한 가동성				
운동	페이지	초점	응용운동	선행운동
가동성을 위한 리버스 오프너 Reverse Opener for Mobility	98	가동성		견갑골로 원 그리기(워밍업) 고양이와 낙타 분절 운동 (워밍업)
월 엔젤 Wall Angel	100	가동성		견갑골로 원 그리기(워밍업) 고양이와 낙타 분절 운동 (워밍업)

효율적인 에너지 전달을 위한 균형과 고유수용감각 훈련				
운동	페이지	초점	응용운동	선행운동
엄지발가락 올리기 Big Toe Raise	108	균형	보조 엄지발가락 올리기	
발 회내와 회외 Foot Pronation and Supination	110	균형	상반된 발 회내와 회외	
등척성 발뒤꿈치 올리기 Isometric Heel Raise	112	균형	등척성 발뒤꿈치 올리기와 부분 시시 스쿼트	엄지발가락 올리기(균형)
한쪽 다리로 짐볼 굴리기 Single—Leg Roll—Out	114	균형	눈 감고 한쪽 다리로 짐볼 굴리기	한쪽 다리로 서서 고관절 굴곡과 슬관절 신전(워밍업)
한쪽 다리 에어플레인 Single—Leg Airplane	116	균형	한쪽 다리 골프 스윙	한쪽 다리로 서서 고관절 굴곡과 슬관절 신전(워밍업)
변형 핸드—투—토우 자세 Modified Hand—to—Toe Pose	118	균형	핸드—투—토우 자세	한쪽 다리로 서서 고관절 굴곡과 슬관절 신전(워밍업) 사이드 런지 3자세(워밍업)
한쪽 다리로 서서 볼 받기 Single—Leg Catch	120	균형	한쪽 다리로 서서 벽에 튕겨 볼 받기	한쪽 다리로 서서 고관절 굴곡과 슬관절 신전(워밍업) 한쪽 다리로 짐볼 굴리기 (균형)
스토크 턴 Stork Turn	122	균형	메디신 볼 스토크 턴	변형 핸드—투—토우 자세 (균형)
스토크 투 바우 Stork to Bow	124	균형	눈 감고 스토크 투 바우	스토크 턴(균형) 고양이와 낙타 분절 운동 (워밍업)
짐볼 편 다리 올리기 Straight—Leg Raise on Stability Ball	126	균형	계단, 박스 또는 의자 편 다리 신전 / 짐볼 불안정형 다리 신전	게 자세에서 팔 뻗기 (가동성)

효율적인 에너지 전달을 위한 균형과 고유수용감각 훈련				
운동	페이지	초점	응용운동	선행운동
짐볼 햄스트링 컬 Hamstring Curl on Stability Ball	128	균형	불안정형 짐볼 햄스트링 컬 / 짐볼 한쪽 다리 햄스트링 컬	짐볼 편 다리 올리기(균형)
한쪽 다리로 배틀 로프 줄다리기 Single-Leg Tug-of- War With Battle Rope	130	균형	눈 감고 줄다리기	스토크 투 바우(균형)
한쪽 다리로 팔 뻗으며 스쿼트 Single-Leg Reaching Squat	132	균형	한쪽 다리로 지지하고 스쿼트 하기	슈퍼플렉스 밴드 사용 발목 족배굴곡(워밍업) 한쪽 다리로 서서 고관절 굴곡과 슬관절 신전(워밍업) 사이드 런지 3자세(워밍업)
비대칭 오프너 로테이션 Asymmetrical Opener Rotation	134	균형		견갑골로 원 그리기(워밍업) 힙 90/90(워밍업) 가동성을 위한 리버스 오프너(가동성)
부상 없는 스윙을 위한 회전 저항과 스윙 스피드 제어				
운동	페이지	초점	응용운동	선행운동
측면 플랭크 힙 시리즈 Half Side Plank Hip Series	142	회전 저항		
무릎 꿇어 팔로프 프레스 Kneeling Paloff Press	144	회전 저항		복근 플랭크(워밍업)
무릎 꿇어 배틀 로프 파동 견디기 Kneeling Battle Rope: Beat the Wave	146	회전 저항		복근 플랭크(워밍업) 짐볼 햄스트링 컬(균형)
복근 플랭크 자세에서 교대로 팔 뻗기 Alternating Arm Reach in Abdominal Plank	148	회전 저항	무릎 꿇어 복근 플랭크 자세에서 교대로 팔 뻗기	복근 플랭크(워밍업) 어깨를 위한 프로운 스위머 (워밍업) 고양이와 낙타 분절 운동 (워밍업)
플랭크 자세에서 배틀 로프 당기기 Battle Rope Pull in Plank	150	회전 저항	무릎 꿇어 복근 플랭크 자세에서 배틀 로프 당기기	복근 플랭크 자세에서 교대로 팔 뻗기(회전 저항)

부상 없는 스윙을 위한 회전 저항과 스윙 스피드 제어				
운동	페이지	초점	응용운동	선행운동
뒤로 물러나 어깨 내회전하기 Step Back Internal Shoulder Rotation	152	동적 회전 저항		월 엔젤(가동성)
한쪽 다리로 호리즌틀 촙 Single-Leg Horizontal Chop	154	동적 회전 저항	한쪽 다리로 케이블 호리즌틀 촙	한쪽 다리로 짐볼 굴리기 (균형)
V 자세로 앉아 회전과 한쪽 팔 뻗기 V-Sit With Rotation and Single-Arm Reach	156	동적 회전 저항		가동성을 위한 리버스 오프너(가동성) 짐볼 햄스트링 컬(균형) 무릎 꿇어 배틀 로프 파동 견디기(회전 저항)
측면 플랭크 회전 Rotating Side Plank	158	동적 회전 저항		측면 플랭크 힙 시리즈 (회전 저항) 복근 플랭크(워밍업) 어깨를 위한 프로운 스위머(워밍업)
회전 저항 백 런지 Antirotational Back Lunge	160	동적 회전 저항		무릎 꿇어 팔로프 프레스 (회전 저항) 사이드 런지 3자세 (워밍업)
회전 저항 루마니아 데드리프트 Antirotational Romanian Deadlift	162	동적 회전 저항		스토크 투 바우(균형) 무릎 꿇어 팔로프 프레스 (회전 저항)
전후방 감속 점프 Forward and Back Deceleration Jumps	164	감속		슈퍼플렉스 밴드 사용 발목 족배굴곡(워밍업) 한쪽 다리로 팔 뻗으며 스쿼트(균형) 한쪽 다리로 배틀 로프 줄다리기(균형)
측면 스텝에서 측면 바운딩으로 Lateral Step Into Lateral Bounding	166	감속	메디신 볼 측면 바운딩 / 몸통 회전 측면 바운딩	발 회내와 회외(균형) 코삭 스쿼트(가동성) 한쪽 다리로 팔 뻗으며 스쿼트(균형) 스토크 턴(균형) 측면 플랭크 힙 시리즈 (회전 저항)

부상 없는 스윙을 위한 회전 저항과 스윙 스피드 제어				
운동	페이지	초점	응용운동	선행운동
뎁스 드롭 Depth Drop	168	감속	중량 조끼 뎁스 드롭	슈퍼플렉스 밴드 사용 발목 족배굴곡(워밍업) 개구리 자세 등척성 내전과 외전 운동(가동성) 한쪽 다리로 팔 뻗으며 스쿼트(균형) 측면 플랭크 힙 시리즈(회전 저항)

비거리 증가를 위한 근력 강화				
운동	페이지	초점	응용운동	선행운동
전방 스쿼트 Front Squat	178	근력		뎁스 드롭(감속)
고블렛 워킹 런지 Goblet Walking Lunge	180	근력		고양이와 낙타 분절 운동 (워밍업) 회전 저항 백 런지(동적 회전 저항)
무릎 올려 리버스 런지 Knee-Up Reverse Lunge	182	근력		고블렛 워킹 런지(근력) 한쪽 다리로 서서 고관절 굴곡과 슬관절 신전(워밍업)
푸시업과 플랭크 Push-Up to Plank	184	근력	무릎 대고 푸시업과 플랭크	어깨를 위한 프로운 스위머 (워밍업)
T자 푸시업 T Push-Up	186	근력	덤벨 T자 푸시업	견갑골로 원 그리기(워밍업) 어깨를 위한 프로운 스위머 (워밍업) 측면 플랭크 힙 시리즈(회전 저항)
앉아 튜빙 로우 Seated Row With Tubing	188	근력	앉아 케이블 로우	견갑골로 원 그리기(워밍업) 어깨를 위한 프로운 스위머 (워밍업) V 자세로 앉아 회전과 한쪽 팔 뻗기(동적 회전 저항)
인버티드 로우 Inverted Row	190	근력	보조 풀업	어깨를 위한 프로운 스위머 (워밍업) 복근 플랭크(워밍업) 짐볼 햄스트링 컬(균형)

비거리 증가를 위한 근력 강화				
운동	페이지	초점	응용운동	선행운동
등척성 파머 홀드 Isometric Farmer Hold	192	근력	한쪽 팔 등척성 파머 홀드	고양이와 낙타 분절 운동 (워밍업) 어깨를 위한 프로운 스위머 (워밍업) V 자세로 앉아 회전과 한쪽 팔 뻗기(동적 회전 저항)
헥스 바 데드리프트 Deadlift With Hex Bar	194	근력	바벨 데드리프트	어깨를 위한 프로운 스위머 (워밍업) V 자세로 앉아 회전과 한쪽 팔 뻗기(동적 회전 저항) 회전 저항 루마니아 데드리프트(동적 회전 저항)
벤트오버 바벨 로우 Bent-Over Barbell Row	196	근력		헥스 바 데드리프트(근력)
배틀 로프 그립 풀업 Battle Rope Grip Pull-Up	198	근력		플랭크 자세에서 배틀 로프 당기기(회전 저항) 인버티드 로우(근력)
한쪽 팔 로테이션 프레스 Single-Arm Rotation Press	200	근력		어깨를 위한 프로운 스위머 (워밍업) 측면 플랭크 회전(동적 회전 저항) T자 푸시업(근력)
알파인 스쿼트 Alpine Squat	202	근력		한쪽 다리로 팔 뻗으며 스쿼트(균형) 몸통 회전 측면 바운딩(감속)
롱 드라이브를 위한 폭발적인 파워				
운동	페이지	초점	응용운동	선행운동
무릎 꿇어 사커 스로우 Kneeling Soccer Throw	214	파워	가상의 볼 머리 위로 던지기 / 벽 향해 머리 위로 던지기	복근 플랭크(워밍업) 무릎 꿇어 팔로프 프레스 (회전 저항) 무릎 꿇어 배틀 로프 파동 견디기(회전 저항)
튜빙 리버스 우드 촙 Reverse Wood Chop With Tubing	216	파워	케이블 머신 리버스 우드 촙	V 자세로 앉아 회전과 한쪽 팔 뻗기(동적 회전 저항) 한쪽 팔 로테이션 프레스 (근력)
점핑 스플릿 스쿼트 Jumping Split Squat	218	파워		고블렛 워킹 런지(근력) 무릎 올려 리버스 런지(근력)

롱 드라이브를 위한 폭발적인 파워				
운동	페이지	초점	응용운동	선행운동
플라이오메트릭 푸시업 Plyometric Push-Up	220	파워	상승된 플라이오메트릭 푸시업	복근 플랭크(워밍업) 푸시업과 플랭크(근력)
케틀벨 스윙 Kettlebell Swing	222	파워		전방 스쿼트(근력) 헥스 바 데드리프트(근력)
중량 조끼 플라이오메트릭 스쿼트 Weighted Vest Plyometric Squat	224	파워		뎁스 드롭(감속) 전방 스쿼트(근력)
벽으로 플라이오메트릭 골프 스로우 Plyometric Golf Throw to a Wall	226	파워	파트너에게 골프 자세 스로우	V 자세로 앉아 회전과 한쪽 팔 뻗기(동적 회전 저항) 한쪽 팔 로테이션 프레스 (근력)
샷 풋 Shot Put	228	파워	한쪽 팔 튜빙 펀치	한쪽 팔 로테이션 프레스 (근력) 튜빙 리버스 우드 촙(파워)
변형 한쪽 팔 덤벨 스내치 Modified Single-Arm Dumbbell Snatch	230	파워		전방 스쿼트(근력) 배틀 로프 그립 풀업(근력)
메디신 볼 스태빌리티 슬램 Medicine Ball Stability Slam	232	파워	메디신 볼 파워 슬램	푸시업과 플랭크(근력) 배틀 로프 그립 풀업(근력)

결론

우리는 이제 당신이 정말로 효과적인 골프 체력 훈련 프로그램을 만드는 방법에 대해 감을 잡았으리라 기대한다. 프로그램은 선수마다 다를 수도 있으며, 기량 수준이 가장 높은 선수들의 경우조차 그렇다. 효과적이고 효율적인 체력 훈련 프로그램을 만들 때에는 많은 변수를 고려해야 한다. ≪골프 아나토미≫는 다양한 운동을 제시해 당신이 골프 스윙을 위해 몸을 더 잘 준비해주는 체력 훈련 프로그램을 만들 수 있도록 한다. 적절한 골프 스윙 중 몸이 어떻게 움직이는지를 이해하면 당신은 그렇게 움직이는 몸의 능력을 향상시키기 위한 체력 훈련 프로그램을 구성할 수 있다. 이것이 볼을 더 멀리, 보다 일관되게, 그리고 더 정확하게 치기 위해 체력을 활용하는 최선의 방법이다. 우리는 《골프 아나토미》가 당신에게 골프 스윙의 역학에 대한 통찰력을 증진시켰으리라 그리고 더 나은 골프를 위해 몸을 준비하는 최선의 방법을 제시하였으리라 기대해본다.

근육 이름

– 주요 근육 이름을 영어, 한자어와 한글명으로 정리하였습니다.

A

Adductor longus	장내전근	긴모음근
Anterior deltoid	전삼각근	앞어깨세모근

B

Biceps femoris	대퇴이두근	넙다리두갈래근
Brachioradialis	상완요골근	위팔노근

D

Deltoid	삼각근	어깨세모근

E

Erector spinae	척추기립근(척주기립근)	척추세움근(척주세움근)
Extensor carpi radialis brevis	단요측수근신근	짧은노쪽손목폄근
Extensor carpi radialis longus	장요측수근신근	긴노쪽손목폄근
Extensor digitorum	지신근	손가락폄근
External oblique	외복사근	배바깥빗근

F

Flexor carpi radialis	요측수근굴근	요골쪽손목굽힘근(노쪽손목굽힘근)
Flexor carpi ulnaris	척측수근굴근	자쪽손목굽힘근
Flexor digitorum profundus	심지굴근	깊은손가락굽힘근
Flexor digitorum superficialis	천지굴근	얕은손가락굽힘근

G

Gastrocnemius	비복근	장딴지근
Gluteal muscle	둔근	볼기근
Gluteus maximus	대둔근	큰볼기근

Gluteus medius	중둔근	중간볼기근
Gluteus minimus	소둔근	작은볼기근

H

Hamstrings	슬괵근(햄스트링)	뒤넙다리근

I

Iliacus	장골근	엉덩근
Infraspinatus	극하근	가시아래근
Intercostals	늑간근	갈비사이근
Internal oblique	내복사근	배속빗근
Interspinales	극간근	가시사이근

L

Latissimus dorsi	광배근	넓은등근
Lower trapezius	하승모근	아래등세모근
Lumbricales	충양근	벌레모양근

M

Middle deltoid	중삼각근	중간어깨세모근
Middle trapezius	중승모근	중간등세모근
Multifidus	다열근	뭇갈래근

P

Palmaris longus	장장근	긴손바닥근
Pectoralis major	대흉근	큰가슴근
Pectoralis minor	소흉근	작은가슴근
Peroneus brevis	단비골근	짧은종아리근
Peroneus longus	장비골근	긴종아리근
Piriformis	이상근	궁둥구멍근
Posterior deltoid	후삼각근	뒤어깨세모근
Pronator quadratus	방형회내근(사각회내근)	네모엎침근
Pronator teres	원회내근	원엎침근
Psoas major	대요근	큰허리근

Q

Quadratus lumborum	요방형근	허리네모근
Quadriceps	사두근	네갈래근

R

Rectus abdominis	복직근	배곧은근
Rectus femoris	대퇴직근	넙다리곧은근
Rhomboid	능형근	마름모근
Rhomboid major	대능형근	큰마름모근
Rhomboid minor	소능형근	작은마름모근

S

Semitendinosus	반건양근(반건상근)	반힘줄모양근
supinator	회외근	손뒤침근
Supraspinatus	극상근	가시위근

T

Teres major	대원근	큰원근
Teres minor	소원근	작은원근
Thoracolumbar fascia	흉요근막	등허리근막
Tibialis anterior	전경골근	앞정강근
Tibialis posterior	후경골근	뒤정강근
Transversus abdominis	복횡근	배가로근
Triceps	삼두근	세갈래근

V

Vastus lateralis	외측광근	가쪽넓은근

모든 운동은 신체를 아는 것으로부터

내 손 안 최고의 운동 코치-해부학적으로 쉽게 배우는 운동 시리즈

요가, 필라테스, 스트레칭, 보디빌딩, 골프, 보디웨이트 트레이닝, 달리기, 수영, 무술, 축구, 댄스, 사이클링 아나토미

요가 아나토미 개정판
해부학적으로 쉽게 배우는 요가

요가 아나토미는 완전히 새로운 관점에서 각각의 요가 동작을 보여준다. 즉, 정확한 요가 자세뿐만 아니라 요가 동작을 할 때 호흡의 흐름과 근육, 관절 움직임의 해부구조를 엑스레이 필름을 보듯이 투영해서 볼 수 있도록 정리한 요가 교재이다.

저자: 레슬리 카미노프 · 에이미 매튜스
역자: 한유창 이종하 오재근
가격: 24,000원

▶ 원정혜 박사 추천도서

필라테스 아나토미 개정판
해부학적으로 쉽게 배우는 필라테스

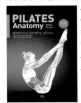

상세한 설명과 단계적인 지침, 그리고 명쾌한 해부 그림을 통해 필라테스 운동과 프로그램의 내부를 들여다보게 한다.

저자: 라엘 아이자코비츠 · 캐런 클리핑어
역자: 이지혜 오재근 최세환 한유창
가격: 25,000원

스트레칭 아나토미 3판 개정
해부학적으로 쉽게 배우는 스트레칭

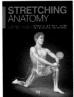

『스트레칭 아나토미』는 여러 분야의 전공에 도움이 되는 책이다. 의학, 간호학, 체육, 물리치료, 스포츠마사지, 에어로빅, 무용, 육상, 구기운동, 보디빌딩 등 자신의 전공에 맞게 이 책을 응용할 수 있다.

저자: 아놀드 G. 넬슨 · 주코 코코넨
역자: 오재근 이종하 한유창
가격: 23,000원

보디빌딩 아나토미 개정판
신체 기능학적으로 배우는 웨이트트레이닝

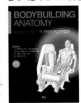

보디빌딩 아나토미는 스포츠 지도자는 물론이고 사회체육을 전공하는 대학생, 보디빌더, 보디피트니스 선수, 퍼스널 트레이너, 그리고 야구 · 축구 등 각 종목 체력 담당 트레이너 및 1 · 2급 생활스포츠지도사 및 전문스포츠지도사 자격을 취득하기 위해 준비하는 수험생들의 필독서이다.

저자: 닉 에반스
역자: 창용찬
가격: 25,000원

골프 아나토미 개정판
신체 기능학적으로 배우는 골프

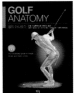

비거리 향상과 정확한 샷 게임 능력 향상, 그리고 부상 없이 골프를 즐기는 것, 이는 모든 골퍼들의 바람일 것이다. 『골프 아나토미』는 이러한 골퍼들의 바람을 충족시켜 줄 수 있는 몸을 만드는 데 큰 도움이 되는 책이다.

저자: 크레이그 데이비스 · 빈스 디사이아
역자: 박영민 오재근 이종하 한유창
가격: 28,000원

보디웨이트 트레이닝 아나토미
신체 기능학적으로 배우는 보디웨이트 트레이닝

보디웨이트 트레이닝의 과학과 운동방법을 배울 수 있는 특별한 책으로, 언제 어디서나 할 수 있는 가장 효과적인 보디웨이트 운동 156가지가 컬러 해부 그림, 단계적인 운동 설명 및 상세한 운동 지침을 통해 소개되어 있다.

저자: 브레트 콘트레이레즈
역자: 정태석 홍정기 오재근 권만근
가격: 22,000원

달리기 아나토미 개정판
신체 기능학적으로 배우는 달리기의 모든 것

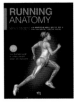

달리기에 적합한 근력, 스피드, 지구력을 향상시키는 비법과 동작의 효율성을 최적화하는 법, 부상을 최소화하는 법, 장비에 관한 것 등 달리기에 대한 모든 것을 알려준다.

저자: 조 풀리오 · 패트릭 밀로이
역자: 최세환 오재근 한유창
가격: 24,000원

수영 아나토미
신체 기능학적으로 쉽게 배우는 수영

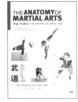

수영에 적합한 근력, 스피드, 지구력을 길러주는 운동과 4가지 영법에서의 근골격계 역할을 그림으로 보여준다.

저자: 이안 맥클라우드
역자: 오재근 육현철 이종하 최세환 한규조
가격: 19,000원

▶ 최일욱, 지상준, 김진숙 감독 추천도서

무술 아나토미
신체 해부학적으로 배우는 무술

태권도 용무도 합기도 유도 검도 쿵푸 무에타이 등 무술 수련자를 위한 최고의 훈련 지침서로 차기 메치기 넘기기 등에 사용되는 근육에 대한 해부학적 운동 가이드이다.

저자: 노먼 링크 · 릴리 쵸우
역자: 오재근 조현철 김형돈 이재봉 최세환
가격: 19,000원

축구 아나토미 개정판
신체 기능학적으로 쉽게 배우는 축구

근력, 스피드, 민첩성과 순발력을 길러 축구 경기력을 향상시키는 비법을 알려준다. 선수, 코치 혹은 팬이든, 진정한 축구인이라면 반드시 읽어야 할 책이다.

저자: 도널드 T. 커켄달 · 애덤 L. 세이어즈
역자: 이용수 오재근 천성용 정태석 한유창
가격: 27,000원

댄스 아나토미
해부학적으로 쉽게 배우는 댄스

무용을 배우는 학생뿐만 아니라 무용교사, 안무가, 댄서를 치료하는 의료인에게 매우 유용한 책이다.

저자: 재키 그린 하스
역자: 제임스 전 오재근 김현남 이종하 장지훈 황향희
가격: 21,000원

▶ (사)서울발레시어터 단장 김인희 추천도서

사이클링 아나토미 개정판
신체 기능학적으로 배우는 자전거 라이딩

사이클링에서 파워를 최대화하고 부상을 최소화하며, 운동 수행능력을 최고로 향상시킬 수 있는 89가지의 가장 효과적인 운동법이 담겨 있다.

저자: 섀넌 소븐덜
역자: 이종하 오재근 한유창
가격: 28,000원

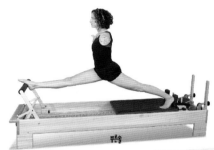

필라테스 지도자와 교습생을 위한 교과서

엘리 허먼의
필라테스 리포머

ELLIE HERMAN'S PILATES REFORMER

100개 이상의 리포머 동작 수록

- 단계적이고 체계적으로 구성된 동작 사진 수록
- 올바른 호흡법 및 구체적인 동작 요령 설명
- 운동 효과 및 재활 적용 사항 서술
- 특별 조언 및 이미지 형상화
- 레벨별 동작 별도

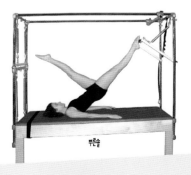

필라테스 지도자와 교습생을 위한 교과서

엘리 허먼의
필라테스 캐딜락

ELLIE HERMAN'S PILATES CADILLAC

35개 이상의 캐딜락 동작 수록

- 단계적이고 체계적으로 구성된 동작 사진 수록
- 올바른 호흡법 및 구체적인 동작 요령 설명
- 운동 효과 및 재활 적용 사항 서술
- 특별 조언 및 이미지 형상화

필라테스 지도자와 교습생을 위한 교과서

THE PILATES WUNDA CHAIR

필라테스
운다 체어

해부학적으로 배우는 기구 필라테스 체어

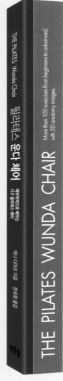
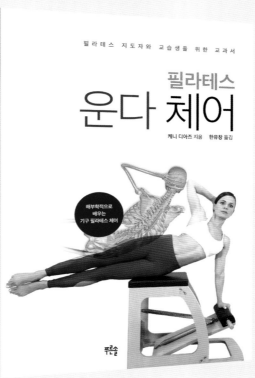

100개 이상의 필라테스 체어 동작 수록

- 체계적으로 구성된 동작 사진 및 3D 해부 그림 수록
- 운다 체어를 스트레칭 도구로 사용하는 방법 소개
- 운동 프로그램의 설계 원칙과 사례 제시